超入門!
Rでできる
ビジュアル統計学

第2版

学会・論文発表に役立つ
データ可視化マニュアル

藤田医科大学 医療科学部
藤井亮輔　鈴木康司

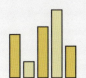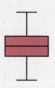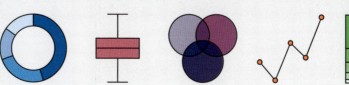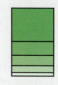

改訂にあたり

　今回は貴重な機会に恵まれ、本書の内容について大幅な改訂作業に取り組むことができました。はじめに、2021年3月に出版した第1版も手にとり、そしてこの文章を読みながら第2版の内容も楽しみにして下さっている方には心から感謝しています。

　可視化に関して、この3年間での最も大きな変化と言えば、大規模言語モデル（LLM）の登場でしょう。これにより、「なんとなく」言葉にすれば自分の思い通りのグラフを出力できるようになりました。プログラミング言語の学習に費やす時間はなんのためか、可視化を理解する必要性はあるのか、と思った人は多くいると思います。

　我々は、このような動きは改めて「基本」の大切さを強調する出来事であると考えています。2024年2月、ChatGPTによって作成され科学雑誌に掲載された図（グラフではないですが）が不適切なものであるとして、論文自体が撤回（retraction）になる事案が発生しました。つまり、著者も査読者もその図の科学的正当性について評価できていなかったということです。改めて「基本」（正しい形）を理解していることの重要性を問う事件になりました。

　本書は、プログラミング言語Rを基盤としたマニュアル書の側面が強調されることは仕方のないことではありますが、少なくとも最低限の「基本」を提供することを目的にしています。Rプログラムを目的に手にとっている方も、是非そのような部分もご覧頂けるとクオリティの高い可視化に繋がると思います。

　さて、この改訂では1）図版のカラー化、2）Rコードや使用パッケージの刷新、3）モダンな可視化に対応する新規コラム、を目玉に、大幅に刷新しております。いずれの部分も企画を非常に練って、自信を持って作成したものばかりです。正直、第1版より可視化の「基本」＋実践書としてもかなりパワーアップした第2版となったと自負しております。

　それでは、第1版から継続している部分も追加した部分も皆さんにとって、学会活動や論文執筆の「基本」として貢献できることを祈っています！

2024年11月

藤井　亮輔

鈴木　康司

はじめに

　本書の目的は、学会発表や論文執筆を控えた医療従事者向けに「どんなデータから、どんなグラフで、どんなメッセージを届けるのか」を改めて提示することです。

　これまでに、出版されてきた医療者向けの統計学の書籍では、確率から回帰分析まで幅広いテーマを一冊で網羅することに注力され、記述統計に関する説明は限られていました。そのため、収集されたデータを用いた可視化の効果的な方法やその解釈を勉強する機会は十分にありませんでした。その結果として、可視化のためのツールは数多く開発されているものの、適切なグラフを選択して、目的とするメッセージを正しく伝えられない人が多くいるのではないかと思います。

　このところ、研究だけでなくビジネス業界でもデータの可視化・ビジュアライゼーションが注目され、その類の書籍も多く出版されています。しかし、これらの書籍では、文字の大きさや配置、配色については熱心な説明がなされている一方で、データに対する適切なグラフの選択、グラフの解釈や注意点といった具体的な問題に踏み込んでいません。

　こうした背景をもとに、臨床もしくはフィールドワークで収集した医学・医療データをどのようなグラフで記述するとよりメッセージが伝わるか、どんなポイントに気をつけると良いか、など具体的かつ明瞭に提示したいと考え、本書を執筆しました。ビッグデータ解析や人工知能が注目を集める昨今、難しい数理モデルを学習することに目移りしがちですが、基本的なデータを図示することが研究の第一歩となることを再認識してもらえると嬉しく思います。

　このような目的を達成するために、本書では大きく4つの Part に分けて構成しています。Part 1では、本書を通じて可視化のために使用する統計ソフト R の基本的な紹介をしていきます。「R は難しい」というイメージがあるかもしれませんが、綺麗なグラフを描くために。なんとか乗り切ってください！　Part 2では疾病の種類やアンケートデータなどに代表される質的な変数の可視化について学習していきます。さらに、Part 3では血糖値や血圧、BMI に代表される量的な変数の可視化について学習していきます。最後に、Part 4では地理情報を活用したデータの可視化についても解説していきます。

　本書では各章で扱うデータタイプをはじめに提示し、それに適したグラフの紹介、そのグラフの解釈、注意するポイント、R で描画するスクリプトの例という順番に解説しています。このよ

iii

うな構成をとることで、みなさんの手元にあるデータをどのように図示するか「自分ごと」として考えられるように工夫し、より実践的な場面でも活用できる内容になっていると思います。本書が学会発表や論文執筆のお供として役に立てばそれほど嬉しいことはありません。

　なお、本書は基本的に2色刷りとさせていただきました。そのため、Appendix および本書ウェブサイトには、可視化の分野でも話題になっているカラーユニバーサルデザインに対応したグラフを用意しました。是非、そちらも合わせてご覧下さい。

2021年8月
藤井　亮輔
鈴木　康司

本書のハッシュタグは、#visR2024です。

初版と同じく、本書で提示したグラフすべてを作図する R のコード、その元となるサンプルデータ、第2版では書籍から削除した Training の解答例を本書の特設サイトにて提供いたします。是非訪れてください。

https://www.kinpodo-pub.co.jp/visR_2nd/
id: visR2024
password: graph_statistics

目次

改訂にあたり ··· ii

はじめに ·· iii

Part 1 | Rの紹介と前準備 ··· 001

1. RとR Studioの基本 ·· 002
2. データの前処理 ··· 007
3. ggplot2の基本 ··· 019
4. データの種類について ·· 021
本書で使用するsample.csvについて ································· 023
本書で使用するパッケージのインストールについて ··············· 025

Part 2 | 質的な変数のグラフ ··································· 039

第1章　データタイプ1（質的な変数・一変量） ·············· 040
1. 棒グラフ（Bar chart） ··· 041
2. 円グラフ（Pie chart） ··· 049

第2章　データタイプ2〔質的な変数・二変量以上（サブグループ）〕 ··· 054
1. 横並び棒グラフ（Grouped bar chart） ····················· 055
2. 積み上げ棒グラフ（Stacked bar chart） ··················· 059

第3章　データタイプ3〔質的な変数・二変量以上（独立したリスト）〕 ·· 065
1. ベン図（Venn diagram） ·· 067
2. サンキー図（Sankey diagram） ································· 071

第4章　データタイプ4〔質的な変数・二変量以上（入れ子）〕 ··· 075
1. ツリーマップ（Treemap） ··· 076

Part 3 | 量的な変数のグラフ ··································· 095

第5章　データタイプ5（量的な変数・一変量） ·············· 096
1. 箱ひげ図（Box-whisker plot） ································· 097
2. ヒストグラム（Histogram） ······································ 103
3. 密度プロット（Density plot） ··································· 107

第6章　データタイプ6（量的な変数・二変量） ·············· 115
1. 散布図（Scatter plot） ··· 117

2. 折れ線グラフ(Line graph/Line chart)		124
3. 面グラフ(Area chart)		132

第7章　データタイプ7(量的な変数・多変量)　136

1. バブルプロット(Bubble plot) ⋯⋯⋯ 138
2. ヒートマップ(Heatmap) ⋯⋯⋯ 142
3. レーダーチャート(Radar chart/Spider web) ⋯⋯⋯ 148

Part 4　地理空間データの可視化　161

第8章　データタイプ8(地理空間データ)　162

1. 基本マップ(Background map) ⋯⋯⋯ 164
2. コロプレスマップ(Choropleth map) ⋯⋯⋯ 168
3. カルトグラム(Cartogram/Value-area map/Anamorphic map) ⋯⋯ 173
4. バブルマップ(Bubble map) ⋯⋯⋯ 177

Column

グラフ描画の基本	026
カラーグラフの可視化	029
カラーを使わない可視化	082
日本語を使用したグラフを描く	087
各グラフの特徴を整理してみよう	112
R でデータの不確実性を描く	153
広い範囲の読み手にデータを伝える可視化のコツ	157
地理空間データについて気をつけること	183
初めて R で地理データを活用したグラフを描きました	186
jpmesh パッケージによる地域メッシュの可視化	190

Training

1 練習データでグラフを描いてみよう!	081
2 練習データでグラフを描いてみよう!	152
3 練習データでグラフを描いてみよう!	182

参考文献	201
本書を進める上で参考になる図書	204
索引	205
あとがき	210
著者紹介	211

Part
1

Rの紹介と前準備

1. RとR Studioの基本

2. データの前処理

3. ggplot2の基本

4. データの種類について

本書で使用するsample.csvについて

本書で使用するパッケージのインストールについて

1. R と RStudio の基本

R とは統計解析等をおこなうためのプログラミング言語です。RStudio は R の統合開発[1]
環境で、レイアウトが見やすく機能が充実しているので多くの R ユーザーが利用しています。
　ここでは R と RStudio をダウンロードして、データの簡単な前処理や `ggplot2` パッケー
ジの基本を学びましょう。

1） R と RStudio のダウンロードとインストール

　まずは R および RStudio のダウンロードとイ
ンストールの必要があります。以下の URL から
無料でダウンロードできます。

- R のダウンロード
  https://cran.r-project.org/
- RStudio のダウンロード
  https://posit.co/downloads/

　自分のパソコンの OS に合わせて、ダウンロー
ドしてください。ダウンロードした後にインス
トーラーを実行すれば、インストールが完了し
ます。

【要注意！】 RStudio のダウンロード・インストール時の注意点
パソコンのユーザー名が日本語になっている場合、正常にインストールができても、エラーが
発生することがあります。あらかじめパソコンのユーザー名をアルファベット表記に変更して
おきましょう。

---

[1] R を動かすためのツールを詰め込んだアプリケーションです。

2) RStudio の起動

RStudio を起動すると、図のような4つのペイン（区切られた画面）で構成されています（**図0-1**）。ただし、最初の起動時にはSourceペインは表示されません。

図 0-1 │ R Studio の4つのペイン

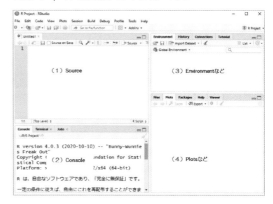

3) 4つのペインについて

(1) Source ペイン

解析する時には、Sourceペインでスクリプトを作成していきます。いくつかのコマンド（Rに実行させる命令のこと）を書いたテキストファイルを「スクリプト」といいます。Sourceペインは、以下のうちのどれかで新しく作成することができます。

- 「File」>「New File」>「R Script」
- 上段にある「New File」ボタン >「R Script」
- Windows では「Ctrl」+「Shift」+「N」を、Mac では「Command」+「Shift」+「N」を同時に押す

(2) Console ペイン

作成したコマンドを実行し、その結果が表示されます。

(3) Environment ペイン

作成したオブジェクト（読み込んだデータ、変数、関数[2]）が表示されます。違うタブを選択すると、これまでに入力したコマンドを見たり（Historyタブ）、いつも使用するコマンドを保存しておくことができます（Connectionタブ）。

---

[2] ある入力に対して特定の処理を施して出力する機能を持つコマンドのことです。例えば、mean()は、()内に記述する入力（数値）に対して、それらの平均値を計算し返してくれる関数です。Rでは、このように多様な関数を組み合わせて分析を進めます。

Part 1　Rの紹介と前準備　　3

（4）Plots ペイン

　Console ペインで実行したコマンドのグラフ
が表示されます。作成したグラフはさまざまな
形式やサイズを指定して出力できます。Plots 以
外にも、タブを変えることでパッケージの管理
（Package タブ）やファイルの管理（Files タブ）
なども行うことができます。

4）Source ペインにコマンドを書いてみる

　R の雰囲気を少し味わうために、「コマンド」
を書いて実行してみましょう。Source ペインに
「(3 ＋ 6) ／ 3」というコマンドを書いて、「Run」
ボタンを押して実行してください。

Source ペイン

```
1    (3 + 6) / 3   #(3+6)÷3
```

Console ペイン

```
1    > (3 + 6) / 3
2    [1] 3
```

　その直後に、Console ペインに上記の計算式
とともに「[1] 3」と表示されます。つまり、「(3
＋ 6) ／ 3」の答えは「3」ですと R が答えてく
れたのです。

【要注意！】 R のコマンドの注意点
- 半角と全角の区別、小文字と大文字の区別がそれぞれありますので、入力時には気をつけま
　しょう。
- （ ）の閉じ忘れには、注意しましょう。カッコの数が合わないと、＋ が表示されてコマンドが
　実行されません。
- スペースを開けたりするのは、必ず半角で。これは見栄えを良くするためです。
- ＃ の後ろはコマンド以外の文字を記録できます。＃ を使って、メモを残しましょう。

　このように Source ペインに書いたコマンド
を Console ペインで実行すると、入力と結果が
表示されます。Source ペインはあくまでメモ
帳のようなものです。実際に、R が動くのは、
Console ペインです。

4

【要注意！】 Console と Source の役割の違い

- ここからは、実際に Console ペインで入力したコマンド（白色）とその結果（緑色）のみをみていきます。ただし、Console ペインで実行したコマンドは保存されませんので、Source ペインに入力しスクリプトとして記録・保存することは忘れないようにしましょう！

以下によく利用する演算子を挙げます。

| 足し算：+ | 引き算：- | 掛け算：* | 割り算：/ | 累乗：^ |

5) オブジェクトとは何か

R は、文字や数字などを「オブジェクト」という単位で管理します。以下のように Console ペインに「pen <- 100」と書いて、2 行目に「pen」と書いて実行してみてください。

```
1   pen <- 100   #ペンは100円
2   pen          #ペンはいくら？
3   [1] 100
```

そうすると、3 行目で「pen は 100 円です」と R が教えてくれました。この pen を R ではオブジェクトと呼びます。このように「<-」を使って、文字や数値などを 1 つのオブジェクトとして管理することができます。

次のように、文字を入れることもできます。文字の場合は、ダブルクォーテーションマーク（" "）で文字をはさみます。

```
1   color <- "red" #色は赤
2   color          #色をたずねる
3   [1] "red"
```

Part 1　R の紹介と前準備　　5

さらに、1つのオブジェクトに複数の数字や文字を入れたい場合には、c( )関数を用いて行うことが可能です。このとき、1つ1つのデータは「,」(半角カンマ) で区切ります。

```
1   color <- c("red", "blue", "green")   #色は赤、青、緑
2   color                                 #色をたずねる
3   [1] "red"    "blue"    "green"
```

```
1   weight <- c(65, 82, 74)    #重さは65kg、82kg、74kg
2   weight                      #重さをたずねる
3   [1] 65 82 74
```

6) RStudio の終了

RStudio を終了する時は「File」>「Quit Session」または×印をクリック・選択すると、終了画面となります (Windows では「Ctrl」+「Q」を Mac では「Command」+「Q」を同時に押すと終了します)。「ワークスペースイメージを保存しますか」と聞いてきますので、「Save」を選択すれば保存・終了します。こうすることで、保存したスクリプトや History、Environment は、次に立ち上げた時にも同じように現れます。

2. データの前処理

Rにデータを読み込んで、可視化する前に必要な作業をここでは紹介していきます。主に次に示す4つのプロセスがあります。

1. プロジェクトの作成
2. パッケージのインストールと呼び出し
3. データの読み込み
4. データのクリーニング・整形および集計

1) プロジェクトの作成

データを読み込む前に「プロジェクト」を作成する必要があります。いくつかの研究で解析を行う場合、データやスクリプトが混ざってしまいます。これを避けるために、研究解析ごとにプロジェクトを作成することで、1つのフォルダでデータやスクリプトをまとめておくことができます。そのフォルダの作り方を説明していきます（**図0-2**）。

1. Environmentペインの上にある「Project」>「New Project」をクリックします。
2. 「New Project Wizard」のウインドウが開くので、「New Directory」を選択します。
3. 「Project Type」を聞いてきますので、「New Project」を選択します。
4. 「Create New Project」が現れますので、「Directory name」に新しく作成するフォルダ名を入力します。「Create project as subdirectory of:」には、新しく作成するフォルダを作成する場所を「Browse...」をクリックして指定します。

図0-2 │ 新しいプロジェクトの作成手順

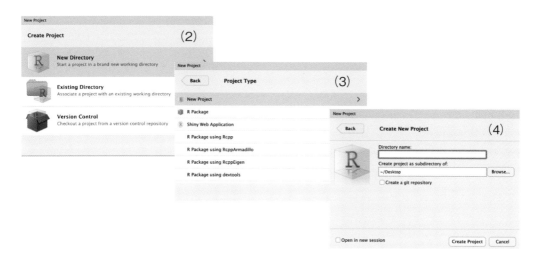

2) パッケージのインストールと呼び出し

Rではさまざまな関数を使用して統計処理などをおこなうために、いくつかの関数がセットになった「パッケージ」があります。このパッケージを自分のPCにインストールし、それを呼びだすことで便利な関数を利用することができます。パッケージのほとんどはCRANと呼ばれるwebサイト (https://cran.r-project.org/) で公開されています。

Rのファイル読み込みなどにおいて便利な

パッケージとして **readr** があります。このパッケージは、**tidyverse** パッケージに含まれています[1]、[3]。

では、**readr** パッケージを使うために、**tidyverse** パッケージをインストールしてみましょう。パッケージのインストールは、インターネットに接続した状態で行います。インストールは、以下のコマンドで実行します。

```
1    install.packages("tidyverse")
```

これで、自分のパソコンに **tidyverse** パッケージがインストールされます。このインストール作業は1度だけ行えば良いです。しかし、イ

ンストールするだけでは利用することはできません。続けて **tidyverse** パッケージを呼び出すために、以下のスクリプトを実行します。

```
1    library(tidyverse)
```

【要注意！】 パッケージのインストールは1回、呼び出しは毎回！
- インストールとは違い、**library** 関数によるパッケージの呼び出しは、RStudio を立ち上げるたびに実行する必要があります。
- 今後、各章で必要になるパッケージについては、初出であってもインストールのコマンドは含まれていません。各自でインストールをお願いします。
- ただし、.Rprofile という拡張子のファイル内に、解析に必要なパッケージを読み込むコマンドを書いて、同じディレクトリ（フォルダ）に保存しておけば、毎回 **library** 関数を使って呼び出す必要はありません。

---

[3] 少し複雑な話ですが、tidyverse は複数のパッケージからなるパッケージ群（メタパッケージ）です。そのため、tidyverse をインストールし、呼び出すことで tidyverse に含まれるパッケージの関数は一気に使用できるようになります。

3) データの読み込み

Rでは、さまざまな形式のファイルを読み込み、解析やデータ処理を行うことができます。ここでは、本書を通じて利用するsampleファイル（csv）を読み込んでみましょう。

まず、本書で使用するcsvファイルを**本書ウェブサイト（P.iv）から自分のPCにダウンロード**しましょう。この時に、ダウンロードしたファイルは、先ほど作成したプロジェクトと同じディレクトリ（フォルダ）の中に保存されていなければなりません[4]。

ダウンロードしたファイルがきちんと同じフォルダに入っていることを確認し、実際に、`read_csv`という関数を使用してデータを読み込んでいきます。この関数は、`readr`パッケージに含まれる関数ですが、P.8の`library(tidyverse)`ですでに呼び出されていますので、次のコマンドを入力してみましょう。

```
1  data <- read_csv("sample.csv")
2  data
```

これで、sample.csv が data というオブジェクトとして保存されました。引き続き、Consoleペインに「data」と入力して実行すると、読み込んだデータの中身が確認できます。

Console ペインに「A tibble: 200×51」

とありますので、200行×51列のデータであることが分かります。また、Environment ペインの中にできている data をクリックすると、Source ペインのところに表形式のデータセットを表示することができます（**図0-3**）。

図0-3 | 読み込んだ data のレイアウト

	ID	Date	Month	Age	Age_10	Sex	Chihou	Area	Alcohol	Exercise	Smoking
1	1	2020/10/22	October	48	40-49	Man	Chubu	Aichi	never	middle	never
2	2	2020/2/10	February	40	40-49	Man	Kinki	Mie	current	middle	ever
3	3	2020/2/11	February	40	40-49	Woman	Chubu	Ishikawa	never	low	never
4	4	2020/9/21	September	32	30-39	Man	Chubu	Aichi	never	middle	ever
5	5	2020/5/3	May	31	30-39	Man	Chubu	Gifu	ever	middle	never
6	6	2020/2/4	February	60	60-69	Woman	Kinki	Mie	never	low	never
7	7	2020/7/7	July	54	50-59	Woman	Chubu	Shizuoka	never	low	never
8	8	2020/1/19	January	53	50-59	Man	Chubu	Nagano	never	low	ever
9	9	2020/5/31	May	53	50-59	Man	Chubu	Gifu	never	middle	never
10	10	2020/2/6	February	53	50-59	Woman	Chubu	Shizuoka	never	low	never
11	11	2020/2/4	February	66	60-69	Woman	Chubu	Aichi	never	low	never
12	12	2020/4/7	April	54	50-59	Woman	Chubu	Gifu	never	low	never
13	13	2020/4/4	April	58	50-59	Man	Chubu	Gifu	current	middle	never
14	14	2020/2/11	February	40	40-49	Woman	Chubu	Gifu	never	middle	never
15	15	2020/2/10	February	48	40-49	Woman	Chubu	Shizuoka	never	middle	never

Showing 1 to 16 of 200 entries, 51 total columns

---

[4] 他のディレクトリにあるデータを読み込む方法もありますが、基本的にはプロジェクトで使用するデータは同じディレクトリに保存しておくことをお勧めします。

本書では実行しませんが、Excel 形式のデータを読み込む場合は、readxl パッケージを別途インストールして、read_excel という関数を使うとスムーズに読み込むことができます。

```
1  install.packages("readxl")      #readxl パッケージのインストール
2  library(readxl)                 #readxl パッケージの呼び出し
3  data <- read_excel(" ファイル名 .xlsx")  #Excel ファイルの読み込み
```

4) tidyverse パッケージ

読み込んだデータを解析する前に、解析のための前処理を行います。この前処理に便利なパッケージが tidyverse です。tidyverse の記法はとても読みやすいことから、近年多くの R ユーザーが利用しています。

前処理に入る前に、データフレームについて説明します。データフレームとは、テーブル形式のデータ構造（行と列からなる二次元配列）になっているものです。列は項目であり、行はその項目に対するサンプル（対象）のデータ（値）になります。各行列はいずれもベクトルを持っています。1列目がベクトル1、2列目がベクトル2というようなイメージです。行も同様です。

5) dplyr パッケージ

dplyr パッケージは、tidyverse の中に含まれるパッケージで、読み込んだデータセットを処理する時に有用な関数が含まれています。

関数を紹介する前に、dplyr で利用できるパイプ（|>）という演算子について説明します。パイプは左にあるデータを右の関数に渡すという役割をします。パイプを使うことで、コマンドを直感的に書きやすく、また読みやすくなります。

例えば、以下の場合では、2 行目にある data$Age で「data というデータの Age の列について扱います」と宣言しています。その後に、3 行目に示した mean 関数で平均値を求めているのです。

```
1  library(dplyr)
2  data$Age |>        #data の Age について処理します
3    mean()           #Age の平均値を求める
4  [1] 49.885
```

また、以下のようにパイプを続けて使うこともできます。使用している round 関数は小数点以下を四捨五入する関数です。

```
1   data$Age |>          #data の Age について処理します
2     mean() |>          #Age の平均値を求める
3     round()            #Age の平均値を整数として求める
4   [1] 50
```

次に、dplyr パッケージに含まれる有用な関数を紹介します。実際に、パイプを用いたコマンドを実行してみましょう。

(1) select( )：
指定した列のみを選択する関数
select 関数は、指定した列を取り出す関数です。今回は、data から年齢(Age)と性別(Sex)の列を取り出してみましょう。

```
1   data |>                   #data について処理します
2     select(Age, Sex)        #Age と Sex の列だけ選びます
3   # A tibble: 200 x 2
4         Age Sex
5       <dbl> <chr>
6    1    48 Man
7    2    40 Man
8    3    40 Woman
9    4    32 Man
10   5    31 Man
11   6    60 Woman
12   7    54 Woman
13   8    53 Man
14   9    53 Man
15  10    53 Woman
16  # … with 190 more rows
```

Part 1　Rの紹介と前準備　11

図 0-4 | Environmet タブにできた `data_select`(左)とそのレイアウト(右)

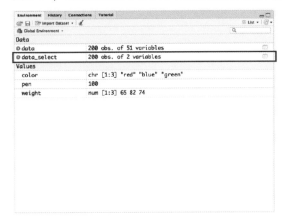

`select` 関数は列名だけでなく、列番号で指定することができます。`data` では Age が 4 列目、Sex が 6 列目にあるので、以下のように書いても同じ結果を得ることができます。

```
1  data |>                    # data について処理します
2    select(4, 6)             # 4列目と6列目だけ選びます
```

また、取り出した列のみで新しいデータフレームを作成することもできます。以下は取り出した変数のみの新しいデータフレーム (`data_select` という名前) を作成します。

```
1  data_select <- data |>
2    select(Age, Sex)
```

(2) filter( ):
指定した行のみを選択する関数

filter 関数は指定した行のみを選択する関数です。data から性別が男性(Sex が Man)のデータのみを取り出してみましょう。この時、= は2つ続けて「==」と入力することに注意しましょう[5]。逆に、性別が男性でないデータを取り出す場合、「Sex!="Man"」と指定します。

```
1   data |>                      #data について処理します
2     filter(Sex == "Man")       #Sex が Man の行だけ選びます
3   # A tibble: 85 x 7
4       ID Date       Month        Age Age_10 Sex  Chihou
5     <dbl> <chr>      <chr>      <dbl> <chr>  <chr> <chr>
6      1    1 2020/10/22 October      48 40-49  Man  Chubu
7      2    2 2020/2/10  February     40 40-49  Man  Kinki
8      3    4 2020/9/21  September    32 30-39  Man  Chubu
9      4    5 2020/5/3   May          31 30-39  Man  Chubu
10     5    8 2020/1/19  January      53 50-59  Man  Chubu
11     6    9 2020/5/31  May          53 50-59  Man  Chubu
12     7   13 2020/4/4   April        58 50-59  Man  Chubu
13     8   17 2020/9/12  September    39 30-39  Man  Chubu
14     9   23 2020/10/10 October      57 50-59  Man  Chubu
15    10   24 2020/11/11 November     60 60-69  Man  Chubu
16   # … with 75 more rows, and 37 more variables:
```

(3) mutate( ):
新しく変数 (列) を追加する関数

mutate 関数はデータフレームに新しい変数(列)を追加する関数です。data には身長のデータが格納されている Height という列がありますが、これは単位が cm です。Height の単位を m にした新しい変数 (Height_m) を作ってみましょう。

mutate(新しい変数名 = 変数の計算式など) と入力します。今回は、新しい変数を作成した後、同じ data として上書きしています。そのため、新しく作成した変数は一番右側(データの最後方)にできています(**図0-5**)。

---

[5] 連続変数の場合は次のように選択できる。例えば、年齢が60歳以上のデータのみを選びたければ、上記の2行目のコードを filter(Age >= 60) にすれば良い。

Part 1   R の紹介と前準備   13

図 0-5 ｜ 元々の data(左) と Height_m を追加した data(右)

Gene_1	Gene_2	Gene_3	Gene_4	Gene_5
11044.6257	5574.2374	114.51527	2.572590	47.23928
545.9781	323.7754	108.71899	19.777246	134.91698
9826.6542	4956.8156	109.84763	1.985643	49.23407
8858.4721	4480.4721	95.48973	1.888276	46.59619
799.7800	446.3115	97.25280	20.839808	111.74443
1056.1142	582.7128	95.62366	19.223245	112.97508
10773.5445	5439.0576	104.88372	2.139897	45.78048
11086.1419	5586.4938	106.00911	1.757940	47.36190
10469.6289	5284.6863	91.50459	1.861089	45.77196
9438.6698	4766.8703	112.22604	2.086065	54.36340
10534.9979	5320.4513	87.29850	1.335009	58.32452
9153.9043	4633.6906	102.66288	2.324596	47.89606
9487.6955	4793.4479	96.63254	1.682310	45.47443
10246.1571	5177.5168	97.40074	2.039146	43.69319
9686.6974	4895.8760	106.33601	1.473861	51.51274
896.3951	497.2348	93.46738	18.392492	124.65454
9262.9237	4678.8141	99.53097	2.250205	56.55916
10130.4400	5121.6092	102.13723	1.770123	54.13459
9093.6015	4588.8754	108.06126	2.239486	46.78159
10164.5653	5132.7128	82.64224	2.090709	50.72458

Gene_1	Gene_2	Gene_3	Gene_4	Gene_5	Height_m
11044.6257	5574.2374	114.51527	2.572590	47.23928	1.540
545.9781	323.7754	108.71899	19.777246	134.91698	1.610
9826.6542	4956.8156	109.84763	1.985643	49.23407	1.450
8858.4721	4480.4721	95.48973	1.888276	46.59619	1.635
799.7800	446.3115	97.25280	20.839808	111.74443	1.560
1056.1142	582.7128	95.62366	19.223245	112.97508	1.510
10773.5445	5439.0576	104.88372	2.139897	45.78048	1.632
11086.1419	5586.4938	106.00911	1.757940	47.36190	1.582
10469.6289	5284.6863	91.50459	1.861089	45.77196	1.546
9438.6698	4766.8703	112.22604	2.086065	54.36340	1.525
10534.9979	5320.4513	87.29850	1.335009	58.32452	1.565
9153.9043	4633.6906	102.66288	2.324596	47.89606	1.656
9487.6955	4793.4479	96.63254	1.682310	45.47443	1.585
10246.1571	5177.5168	97.40074	2.039146	43.69319	1.426
9686.6974	4895.8760	106.33601	1.473861	51.51274	1.657
896.3951	497.2348	93.46738	18.392492	124.65454	1.606
9262.9237	4678.8141	99.53097	2.250205	56.55916	1.641
10130.4400	5121.6092	102.13723	1.770123	54.13459	1.635
9093.6015	4588.8754	108.06126	2.239486	46.78159	1.509
10164.5653	5132.7128	82.64224	2.090709	50.72458	1.595

```
data <- data |>
  mutate(Height_m = Height/100)
```

(4) summarise( )：集計する関数

summarise 関数は集計するときに用いる関数です。data の体重（Weight）の平均値と標準偏差をまとめて求めてみましょう。標準偏差は sd 関数で求めることができます。

```
data |>
  summarise(Weight_mean = mean(Weight), Weight_sd = sd(Weight))
# A tibble: 1 x 2
  Weight_mean Weight_sd
        <dbl>     <dbl>
1        57.4      10.0
```

(5) group_by( )：
ある変数でグループ化する関数

group_by 関数は、ある変数でグループ化する関数です。（4）で紹介した summarise 関数と合わせて使うとグループごとの集計が可能になります。data の性別（Man と Woman）に Weight の平均値、標準偏差、最小値、最大値を求めてみましょう。最小値は min 関数、最大値は max 関数を用います。

```
1  data |>
2    group_by(Sex) |>
3    summarise(Weight_mean = mean(Weight), Weight_sd = sd(Weight),
4            Weight_min = min(Weight), Weight_max = max(Weight))
5  # A tibble: 2 x 5
6    Sex   Weight_mean Weight_sd Weight_min Weight_max
7    <chr>      <dbl>     <dbl>      <dbl>      <dbl>
8  1 Man         57.6      10.5       33         81.2
9  2 Woman       57.2       9.75      31.6       80.6
```

6) tidyr パッケージ

tidyr パッケージは、read_csv などで読み込んだデータフレームの並べ方を変形する時に使用できる関数が含まれています。

(1) pivot_longer( )：
複数列にまたがっている変数を縦長のデータに変形する

pivot_longer 関数は、横長になっているデータフレームを縦長のデータフレームに変形する関数です。sample.csv を読み込んだ data は、横長のデータになっていますが、特定の関数などで縦長データが必要になることもありますので、data の一部（ID、BMI、SBP、DBP）に絞って実行しておきましょう。

元々の data の構造を見てみると、それぞれ1つの行に1人のデータが含まれています。つまり、1行目が「ID 1」の対象者、2行目が「ID 2」の対象者となっています。

また、列については複数の項目（BMI、SBP、DBP など）が横にずらりと並んでいることが分かります。

Part 1　R の紹介と前準備　　15

```
1   data |>
2     select(ID, BMI, SBP, DBP)
3   # A tibble: 200 x 4
4        ID   BMI   SBP   DBP
5     <dbl> <dbl> <dbl> <dbl>
6    1    1  22.4   120    70
7    2    2  23.5   162    95
8    3    3  28.1   113    50
9    4    4  24.4   122    67
10   5    5  23.3   144    72
11   6    6  20.6   148    85
12   7    7  24     102    55
13   8    8  22.1    97    75
14   9    9  21.2   109    70
15  10   10  26.5    98    52
16  # … with 190 more rows
```

これを pivot_longer 関数で変換します。IDを並び替える時のキーとして利用しますので、3行にわたって「ID 1」の個人のデータになっています。「# A tibble: 600 x 3」から200名がきちんと含まれていることが確認できます。

16

```
1   data |>
2     select(ID, BMI, SBP, DBP) |>
3     pivot_longer(-ID, names_to = "variable", values_to = "value")
4   # A tibble: 600 x 3
5         ID variable value
6      <dbl> <chr>    <dbl>
7    1     1 BMI       22.4
8    2     1 SBP      120
9    3     1 DBP       70
10   4     2 BMI       23.5
11   5     2 SBP      162
12   6     2 DBP       95
13   7     3 BMI       28.1
14   8     3 SBP      113
15   9     3 DBP       50
16  10     4 BMI       24.4
17  # … with 590 more rows
```

（2）pivot_wider( )：

**複数行にまたがっている変数を縦長の
データに変形する**

pivot_wider 関数は、縦長になっているデータを横長のデータに変形する関数です。しばしば、臨床現場で収集したデータをみると、（1）pivot_longer で見たような縦長のデータになっていることもあります。ただし、データの

分析を行う上で、数行にまたがっている個人を1人1行のデータに変換する必要があると思います。

先ほど縦長に変換したデータを data_long として、そこから元の横長のデータフレームに変換します。これでもとの data と同じように、1人1行の横長のデータフレームに戻りました。

Part 1　Rの紹介と前準備　**17**

```
data_long <- data |>
  select(ID, BMI, SBP, DBP) |>
  pivot_longer(-ID, names_to = "variable", values_to = "value")

data_long |>
  pivot_wider(names_from = variable, values_from = value)
# A tibble: 200 x 4
      ID   BMI   SBP   DBP
   <dbl> <dbl> <dbl> <dbl>
 1     1  22.4   120    70
 2     2  23.5   162    95
 3     3  28.1   113    50
 4     4  24.4   122    67
 5     5  23.3   144    72
 6     6  20.6   148    85
 7     7  24     102    55
 8     8  22.1    97    75
 9     9  21.2   109    70
10    10  26.5    98    52
# ⋯ with 190 more rows
```

3. ggplot2 の基本

ggplot2 パッケージは、グラフを描画しデータを可視化することに用いるもので、tidyverse にも含まれています[2]。このようなパッケージを用いて、きれいなグラフが描けることが R の利点の1つです。これは、論文発表や学会発表を行う上では、重要なスキルであり、本書でも扱う部分です。

平均値や標準偏差でデータの特徴は数値で表すことができますが、グラフなどを用いて直感的にデータの分布などを知ることにより、数値だけでは見えない部分を可視化することができます。ここでは ggplot2 パッケージを用いて、グラフを描画する際の基本を説明します。

1) ggplot2 の基本コマンド

ggplot2 の基本的なコマンドは以下のように入力します。

```
1    ggplot( データ名 , aes(x 軸の変数 , y 軸の変数 )) +
2        各グラフごとのコマンド
```

グラフの種類の部分には、自分が描きたいグラフの種類によって、以下のようなコマンドを入力します。

グラフの種類	コマンド
散布図	geom_point( )
折れ線グラフ	geom_line( )
ヒストグラム	geom_histogram( )
箱ひげ図	geom_boxplot( )
棒グラフ	geom_bar( )

Part 1　R の紹介と前準備　19

2) 追加コマンド

上記のみでもグラフは書けますが、タイトル、背景、軸の設定を変更することもあると思います。必要に応じて次のようなコマンドを追加すると、自分の目的に合ったきれいなグラフを書くことができます。追加する場合はP.19の例にあるように「+」を入力してどんどん加えていきます。

設定したい項目	コマンド
タイトルや軸の名前を設定	labs(title = "タイトル名", x = "x軸名", y = "y軸名")
タイトルの文字を編集	theme(title = element.text(size = 値))
x軸ラベルの文字を編集	theme(axis.title.x = element.text(設定))
x軸目盛りの文字を編集	theme(axis.text.x = element.text(設定))
x軸とy軸を反転	coord_flip()
x軸（連続変数）の範囲を指定	scale_x_continous(limits = c(最小値 , 最大値))
x軸（連続変数）を対数に変換	scale_x_log10()
x軸（離散変数）の順番を変更	scale_x_discrete(limits = c(要素1, 要素2, 要素3))
凡例を非表示	theme(legend.position = "none")
テキスト注釈を表示	annotate("text", x = 値 , y = 値 , label = 文字列)
水平線を追加	hline(yintercept = 値)
垂直線を追加	vline(xintercept = 値)
傾きのある線を追加	abline(intercept = 値 , slope = 値)
エラーバーを追加	geom_errorbar(aes(ymin = 値 , ymax = 値))
異なるテーマを設定する	
1. デフォルト	theme_grey()
2. 白黒のテーマ	theme_bw()
3. 背景注釈のないテーマ	theme_minimal()
4. 軸線あり、目盛り線なしのテーマ	theme_classic()
5. 白紙状態のテーマ	theme_void()

これら基本コマンドや操作方法をもとに、各グラフのページで詳細なコマンドや設定を学習していきましょう。

4. データの種類について

作図や統計解析を行う時に、注意しなければならないのがデータの種類です（**図0-6**）。なぜ、注意が必要かというと、データの種類によって用いる図表や統計手法が異なってくるからです。作図を行う前に理解しておくのが必要なことなので、ここではデータの種類について学びます。また、Rではそれらをどのように扱うか簡単に触れたいと思います。

1）質的な変数（Categorical variable）

質的な変数は、カテゴリカルデータなどと呼ばれることもあります。質的な変数は、大きく2つに分けることができます。一方は、血液型や性別のように数値化できないデータで「名義尺度（nominal scale）」と呼ばれます。もう一方は、痛みの程度や成績の順位のように数値化ができて、その順序には意味があるが、その間隔自体には意味がないデータで「順序尺度（ordinal scale）」と呼ばれます。

2）量的な変数（Numeric variable）

量的な変数も、質的な変数と同じように2つに分けることができます。一方は、温度や西暦のように等間隔になっていて和や差に意味はあるが、0や比率には意味がないデータを「間隔尺度（interval scale）」と呼びます。もう一方は、身長や体重のように0に意味があり、間隔にも比率にも意味があるデータで「比例尺度（ratio scale）」と呼ばれます。

図0-6 ｜ データの種類

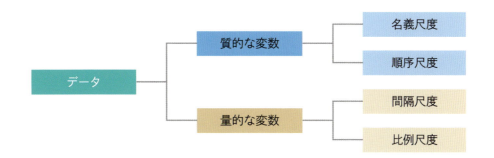

3) Rで用いる変数の種類

Rで扱う変数の種類には以下のような型があります。

- character（文字型）：文字のデータ
- numeric（数値型）：実数のデータ[6]
- factor（因子型）：カテゴリカルなデータ
- logical（論理値型）：TRUE か FALSE のどちらかの値をとるデータ

Rはデータを読み込むと、入っている変数によってデータの型を判断します。変数の型を確認するには class 関数を使用します。ここでは、data の Age と Chihou の変数の型を調べてみましょう。

```
1   data <- read_csv("sample.csv")
2   class(data$Age)
3   [1] "numeric"
4   class(data$Chihou)
5   [1] "character"
```

Ageは numeric（数値型）、Chihou は character（文字型）とそれぞれ認識されています。

Rはデータとして入っている変数で型を認識するため、実際のデータの型と異なって認識してしまう場合があります。例えば、性別を男性＝1、女性＝2と入力されているデータを読み込んだ場合は、性別を numeric（数値型）と判断してしまいます。このような場合、変数の型を変更しなければなりません。変数の型を変更するためには以下のような関数があります。

変換方法	コマンド
実数に変換	as.numeric( )
文字列に変換	as.character( )
因子に変換	as.factor( )
日付に変換	as.Date( )

---

[6] numeric は、細かく分けると、整数（integer）と実数（double）になります。

本書で使用する sample.csv について

　この本を通じて中心に使用するサンプルデータ（sample.csv）の簡単な変数定義書を次のように示します。データ分析時には、このような表を整理しておくと良いと思います。特に、共同研究を行うような場合に、お互いに変数について共通の理解をしておくことは重要です。

No.	変数名	内容	データの型	入力
1	ID	個人 ID	num	参加者 ID
2	Date	日付（年月日）	chr	西暦年 / 月 / 日
3	Month	月	chr	月2桁
4	Age	年齢（歳）	num	整数
5	Age_10	年齢（10歳階級）	chr	30-39：30-39歳、40-49：40-49歳、50-59：50-59歳、60-69：60-69歳
6	Sex	性別	chr	Woman: 女性、Man: 男性
7	Chihou	地方	chr	地方（アルファベット表記）
8	Area	都道府県	chr	都道府県（アルファベット表記）
9	Alcohol	飲酒習慣	chr	current: 現在習慣的に飲酒している、ever: 過去習慣的に飲酒していた、never: 一度も習慣的な飲酒はない
10	Exercise	運動習慣	chr	high: 高頻度、middle: 中程度、low: 低頻度
11	Smoking	喫煙習慣	chr	current: 現在喫煙している、ever: 過去に喫煙していた、never: 一度も喫煙したことない
12	Sleep	睡眠時間	chr	<5hrs: 5時間未満、5-6hrs: 5-6時間、6-7hrs: 6-7時間、7-8hrs: 7-8時間、8-9hrs: 8-9時間、>9hrs: 9時間以上
13	Drug_2010	常備薬 2010	num	整数
14	Drug_2015	常備薬 2015	num	整数
15	Drug_2020	常備薬 2020	num	整数
16	Height	身長（cm）	num	実数（小数点1桁）
17	Weight	体重（kg）	num	実数（小数点1桁）
18	Waist	ウエスト径（cm）	num	実数（小数点1桁）
19	BMI	BMI（kg/m^2）	num	実数（小数点1桁）
20	Bodyfat	体脂肪率（%）	num	実数（小数点1桁）
21	RBC	赤血球数（$\times 10^4/\mu l$）	num	整数
22	WBC	白血球数（$\times 10^2/\mu l$）	num	整数
23	Hgb	ヘモグロビン濃度（g/dl）	num	実数（小数点1桁）
24	Ht	ヘマトクリット（%）	num	実数（小数点1桁）

25	Plt	血小板数（×10^4/μl）	num	実数（小数点1桁）
26	SBP	収縮期血圧（mmHg）	num	整数
27	DBP	拡張期血圧（mmHg）	num	整数
28	TG	中性脂肪（mg/dl）	num	整数
29	TC	総コレステロール（mg/dl）	num	整数
30	HDLC	HDLコレステロール（mg/dl）	num	整数
31	LDLC	LDLコレステロール（mg/dl）	num	整数
32	Cre	血清クレアチニン（mg/dl）	num	実数（小数点1桁）
33	FBG	空腹時血糖（mg/dl）	num	実数（小数点1桁）
34	HbA1c	ヘモグロビンA1c（%）	num	実数（小数点1桁）
35	Death	死亡の有無	num	0: 生存、1: 死亡
36	Obese	内臓脂肪蓄積の有無	num	0: なし、1: ある（腹囲：男性90cm以上、女性85cm以上）
37	Hypertension	血圧高値の有無	num	0: なし、1: ある（収縮期血圧130mmHg以上、拡張期血圧85mmHg）
38	Hyperglycemia	血糖高値の有無	num	0: なし、1: ある（血糖値：110mg/dl以上）
39	N_risk_2020	リスク因子の数	num	整数
40	ICD10	ICD10コード	chr	アルファベット1文字+数字3桁
41	ICD10_cat	ICD10大分類	chr	アルファベット1文字
42	Gene_A	遺伝子Aの発現量	num	実数（小数点5桁）
43	Gene_B	遺伝子Bの発現量	num	実数（小数点5桁）
44	Gene_C	遺伝子Cの発現量	num	実数（小数点5桁）
45	Gene_D	遺伝子Dの発現量	num	実数（小数点5桁）
46	Gene_E	遺伝子Eの発現量	num	実数（小数点5桁）
47	Gene_1	遺伝子1の発現量	num	実数（小数点5桁）
48	Gene_2	遺伝子2の発現量	num	実数（小数点5桁）
49	Gene_3	遺伝子3の発現量	num	実数（小数点5桁）
50	Gene_4	遺伝子4の発現量	num	実数（小数点5桁）
51	Gene_5	遺伝子5の発現量	num	実数（小数点5桁）

一覧すると、このようになっています。sample.csv を読み込むと、R では文字列（chr）もしくは数値（num）となっています。これから

の各章では、必要に応じて、データの型は変更しながら実施していきます。

本書で使用するパッケージのインストールについて

　P.8で説明したように、Rで使用するパッケージは、まずはじめに、install.packages( )で自分のPCにインストールする必要があります。今回は、本書で使用するパッケージのインストールを前もって行います（インストールの作業は、基本的に1回行えばOKです）。

　複数のパッケージをインストールする時は、install.packages( )の中に、c( )を入れ子にして、その中にパッケージ名を羅列していきます。

```
1   install.packages(c("tidyverse", "ggsci", "ggmosaic", "ggvenn", "VennDiagram",
2   "UpSetR", "ggalluvial", "treemapify", "gghighlight", "ggridges", "patchwork",
3   "ggdist", "palmerpenguins", "datasauRus", "GGally", "devtools", "ComplexHeatmap",
4   "circlize", "ggradar", "sf", "openxlsx", "cartogram", "RColorBrewer", "ggforce",
5   "ggpattern"))
```

　注意点として、CRANと呼ばれるRのパッケージをまとめたウェブサイトにはないパッケージを使用することもあります。特に、GitHubと呼ばれる開発環境にアップロードされているパッケージをインストールすることが多いです。その場合には、下記のようにdevtoolsパッケージのinstall_github関数を使用して行います。

```
1   install.packages("devtools") # パッケージのインストール
2   library(devtools) # パッケージの呼び出し
3   install_github("jokergoo/ComplexHeatmap") # ComplexHeatmap のインストール
4   install_github("ricardo-bion/ggradar") # ggradar のインストール
5   library(ComplexHeatmap); library(ggradar) # 各パッケージの呼び出し
```

　この操作を行なった後に、各パッケージを使用する時は、library( )で呼び出すことが必要になります（呼び出しの作業は、R Studioを立ち上げるごとに行う必要があります）。

　この2つの操作のどちらかを忘れていると、「library(****)でエラー：'****'という名前のパッケージはありません（install.packages()を行なっていないパッケージ呼び出し時のエラー）」や「関数"****"を見つけることができませんでした（library()を行なっていないパッケージの関数実行時のエラー）」などのメッセージが表示され、パッケージを使用できませんので、要注意です。

Part 1　Rの紹介と前準備　25

グラフ描画の基本

　グラフの作成で意識することとして、「図とそのほかの要素（タイトルやキャプション）で全てが完結する」と言われることがしばしばあると思います。「こんなこと当たり前のことではないか」と思われるかもしれませんが、何らかの要素が欠けていて、不完全な図を見かけます。では、どのような要素や情報を含めれば「全てが完結する」のか簡単に整理しておきたいと思います。

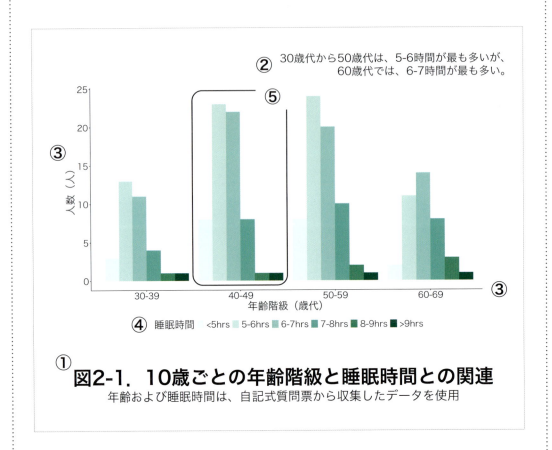

① 図2-1. 10歳ごとの年齢階級と睡眠時間との関連
年齢および睡眠時間は、自記式質問票から収集したデータを使用

① タイトル（題目）

　タイトルはどんなグラフでも忘れてはいけない部分です。タイトルがなければグラフがいかに優れていても、何を伝えたいグラフか分からず読者を置いてきぼりにする可能性があります。
　しばしば、抽象的なタイトルをつけているものを見ますが、それではグラフの内容を意識させることはできません。誇張せずに、結果およびメッセージを伝えるために簡潔なタイトルをつけて、読者がグラフを読み取るのをスムーズにしましょう。

② 短い説明文

これは、論文投稿・学会発表どちらでも使えるポイントではないかと思います。タイトルでは表現しきれない情報を補い、より的確にグラフの内容を伝えることが目的です。調査の集団や人数、項目の測定方法を含めたグラフの解釈について説明文を添えると、さらに理解が進むことが予想されます。論文のキャプションにもこのような情報を付け加えると、いちいち本文に戻って確認する手間が省けるので、より丁寧な仕事をしているように感じます。

③ 縦軸・横軸

縦軸や横軸に測定した項目とその単位が記入されているでしょうか。これは、そのグラフで何を計測したか表現するときに非常に重要な情報になります。しばしば、ラベルのない数値だけを記入した軸を目にしますが、これでは何を示したグラフか分かりません。

また、それとは反対にラベルはあっても単位がないグラフを目にすることもありますが、結果の解釈には非常に重要なデータになるので、ラベルとともにきちんと提示したい情報の一つです。

さらには、軸の変換（実数 or 対数）の情報も読み取る側として大きな情報になります。これはグラフの用途によって大きく変わるものですが、指数関数的に増加するような値については、対数目盛で表現することが多くなります。

④ 凡例

複数のレベルがある場合は、適切な凡例が記されているか。これもラベルと同じように重要な情報源になります。上記の例で考えてみると、凡例がない場合、「睡眠時間」とタイトルに記載しているので、6つの階級があることは分かります。しかし、その6つの階級がそれぞれどのような区分かは定かではありません。グラフの本体および軸より軽視されがちな凡例ですが、かなり重要な情報であることを再認識して欲しいと思います。

⑤ プロット

ここまでは、グラフの外側の話を中心に進めてきましたが、いよいよグラフ本体の話です。このグラフで気をつけている点の1つは、色の使い方です。5時間未満のグループから9時間以上のグループに向けて徐々に濃い色になっています。色の濃淡や種類によって解釈性が変わってくることもありますので、意識して設定すると良いかもしれません。

もう一点気をつけているのは、情報の並べ方です。今回は、年齢階級ごとに各睡眠時間に該当する絶対人数を比較することを念頭にグラフを描きました。多くの人は、横軸では右に行くほど大きく、縦軸では上に行くほど大きな値をとるという共通認識をもっていると思います。その

法則性に従うようにデータを配置し、可視化しています。

　グラフによっては、このような共通認識から外れることもあると思いますので、読み手の解釈をスムーズにする説明などを書き加えると良いと思います。

> 　今回紹介したポイントはグラフを作成する側だけではなく、グラフの読み取る側としても重要なポイントです。ある意味では、英語を書いたり読んだりするときに重要な「文法」のようなものですね。実際にグラフを見る機会には、「どこにどんな情報が提示されているか」を意識してみると、色々な発見があるかもしれません。

参考文献
・アルベルト・カイロ（著），薮井 真澄（訳），(2020). グラフのウソを見破る技術 マイアミ大学ビジュアル・ジャーナリズム講座 ダイヤモンド社

カラーグラフの可視化

1. 色の持つ意味とその役割

何気なくグラフに色をつけている人は、このコラムは必読です！ なぜ可視化において色を使用するか、その役割は何か、考えておきたいと思います。可視化するときに色を使用することは、次の3つの役割があると言われています[11]。

1. それぞれのグループやデータを区別するため
2. それぞれのグループやデータの持つ値の大小を示すため
3. 特定のグループやデータを強調するため

1つ目は、それぞれのグループやデータを区別するためです。入院患者の居住地や効果を比較している薬の製造会社など、本質的な順序を持たない離散的な項目やグループを区別するための手段として、色を使用する場合を想定しています。

この場合、**定性的なカラースケール**(qualitative color scale)を使用します。このようなスケールには、互いに明確に区別されて見えるように選択された特定の色の有限のセットが含まれています。そのほかにも、1つの色が他の色と比較して目立ってはいけないということや色に順番があるように見えてはならないなどの条件もあります。

Rで使用できるカラーパレットについては、この後詳しく説明しますが、ここでは定性的なカレーパレットの事例を表示します（**図1**）。

図1 | 定性的なカラースケールの例

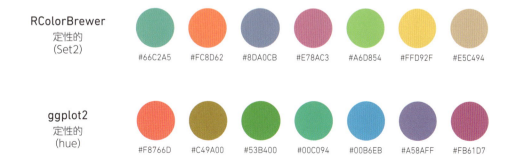

Set2 スケール（上段）は、`RColorBrewer` で提供されている定性的なカラースケールです。hue スケール（下段）は、`ggplot2` でよく使用されている定性的なスケールです。

2つ目は、それぞれのグループやデータの持つ値の大小を示すためです。身長や体重、血圧値などのデータ値を表すために色を使うこともできます。この場合、**連続的なカラースケール (sequential color scale)** を使用します。このようなスケールは、どの値が他の値より大きいか小さいか、2つの特定の値がお互いにどのくらい離れているかを明確に示す一連の色を含んでいます。

このカラースケールでは、単一の色相（例えば、濃い青から薄い青まで）を使用する場合と複数の色相（例えば、濃い赤から薄い黄色まで）を使用する場合があります（**図2**）。

図2 ｜ 連続的なカラースケールの例

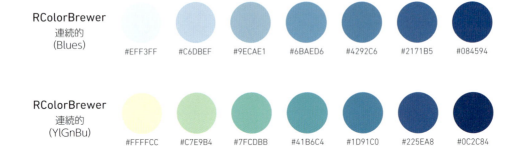

図3 ｜ 発散的なカラースケールの例

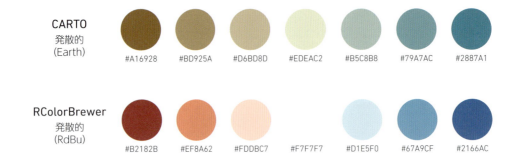

RColorBrewer の Blues スケール（上段）は、水色から濃紺まで変化する単色の連続的なカラースケールです。YlGnBu スケール（下段）は、黄色から緑色を経由して暗青色へと変化する多色の連続的なカラースケールです。

このような連続的なカラースケールに加えて、いくつかのケースでは、中央に近い値を基準とした2方向のデータ値の偏差を可視化する場合があります。簡単な例としては、体重の増減のように、正の値と負の値の両方を含むデータセットが挙げられます。ある値が正なのか負なのかがすぐにわかるように、また、どちらかの方向の値がゼロからどのくらい離れているかがわかるように、これらの値を異なる色で表示したいと思うかもしれません。

このような状況に適した色スケールは、発散的なカラースケール（diverging color scale）です。発散的なカラースケールでは、中央の明るい色から外側の暗い色への進行がどちらの方向でもほぼ同じになるようにすることを心がけます（図3）。

CARTO の Earth スケール（上段）は、濃茶色から緑色まで変化する発散的な多色スケールです。RColorBrewer の RdBu スケール（下段）は、暗赤色から青色へと変化する多色スケールです。

3つ目が特定のグループやデータを強調するためです。データの中には、伝えたいストーリーに基づいて特定のカテゴリや値を目立たせることがあるかもしれません。この強調を実現する簡単な方法は、図の要素を色や色のセットで着色することです。

このような効果を期待できるカラースケールは、アクセントカラースケール（accent color scale）と呼びます。アクセントカラースケールとは、落ち着いた色のセットと、より強く、より暗く、より飽和した色のセットの両方を含むカラースケールのことです（図4）。

図4 │ アクセントカラースケールの例

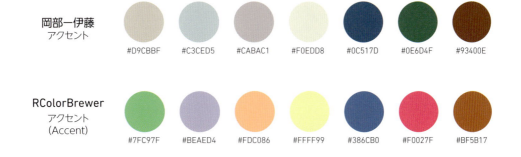

岡部と伊藤によって提唱されたアクセントカラースケール（上段）は、提唱されている定性的なスケールの一部を明るく、またその残りを濃くすることで作成されたものです。濃茶色から緑色まで変化する発散的な多色スケールです。また、**RColorBrewer** の Accent スケール（下段）は、こうした処理を加えなくても使用できるアクセントカラーを持つ多色スケールです。

２．より実践的な場面で気をつけること

　基本的なことに加えて、少なくとも次に挙げる４点は抑えておくと「より美しく」「より有効な」可視化へと繋げることができると思われます。特に、学会発表や論文執筆におけるポイントをまとめています。

１）メッセージを決めること

　英語で言えば、"What's your point?" です。可視化とは「伝えることを選択する」と同時に、「伝えないことを選択する」作業です。データを漠然とした図に変換した可視化であれば、正直可視化をする必要はありません（そもそも、そういう可視化はこれを機にやめましょう）。

　１つのデータでも変化の様子を見せたいのか？特定の集団に注目したいのか？などあなた自身の可視化戦略によって、全く異なる配色を必要とします。そして、その戦略によって選んだ可視化には、長所と短所が併存していることに注意しましょう（図5）。

２）データや場面に合わせた適切な配色

　「基本に忠実に」データクラスに合わせたカラースケール（パレット）を選択しましょう。学会発表や論文執筆で、急に新しいカラースケールを作成したり、データに合わないカラースケー

図5 ｜ 各グループの変化を示した折れ線グラフ（左）と特定の集団に注目した折れ線グラフ（右）

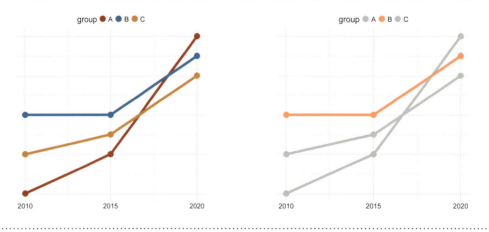

図6 誤ったカラーパレットを使用した棒グラフ（左）と適切なカラーパレットを使用した棒グラフ（右）

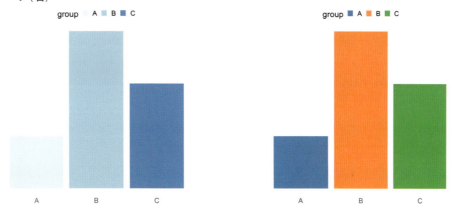

ルを選択している場合もありますが、これは NG です（**図6**）。

　ここで、データ自体は間違っていないのだから良いじゃん、という意見もあるかもしれません。学会発表や論文執筆では、基本的に一方向のコミュニケーションが多いです。だからこそ、発表者の責務として、分かりやすく正確な情報提供があります。聴衆や読者を惑わせないようにするのも一流の発表者と思います。

3）一貫性のある配色

　聴衆や読者が迷ってしまう最大の原因として、統一感のない配色があります。発表スライドや論文内で出てくる集団や項目には、可能な限り共通の色を割り当てるようにしましょう（**図7**）。

図7 共通のカラーパレットを使用している折れ線グラフ（左）と棒グラフ（右）

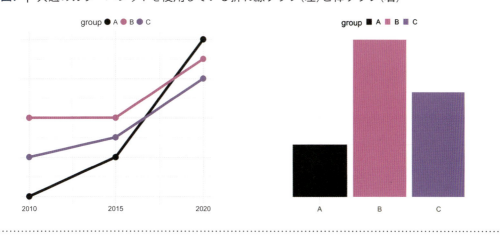

注意点としては、"Be consistent but don't be repetitive"（一貫しながらも、反復ばかりにならないように！）である（Wilke CO）。

4）色覚特性への配慮

　最近は多くの書籍でも指摘されるようになってきましたが、色を使用した可視化の注意点の一つです。色覚特性のパターンやその病態については成書に譲りますが、ここでは色覚特性を持った方にも対応できる可視化の簡単な Tips を Nature の記事（Nature. 2021;589:224-225）から紹介します。

- **虹色を使わない**。簡単な代替法として viridis パレットがある。
- **赤色は避ける**。赤と緑の組み合わせは避ける。
- **グレーにする**。グレースケールで、あるいは完全に彩度を落としてフィギュアをチェックする。
- **パレットを選ぶ**。Color Universal Design や Color Blind 10 Palette など、誰にでも使えるものを選ぶのが安全策。
- **形や線のテクスチャを変更する**。色を曖昧にするために、形や線のテクスチャなどの機能を使いましょう（白黒の可視化のコラム：P.82）。
- **テストする**。Color Oracle などのシミュレータを使用して、画像が正確に解釈できることを確認しましょう。

3．R での実践

　R のカラーパレットで最も有名なものが RcolorBrewer パッケージです。このパッケージでは、様々な色の組み合わせによるパレットが用意されています。

　そのほかにも、viridis パッケージや ggsci パッケージなど異なるパッケージでも多彩なパレットが提供されています。

　今回は、色覚特性を持つ方にも優しい配色パレットを示したいと思います。RcolorBrewerでは、下記のコマンドとオプションで表示できます（**図8**）。

1）カラーパレットの確認

```
1    display.brewer.all(colorblindFriendly = TRUE)
```

図8 | RcolorBrewerの色覚異常の方に優しいパレット

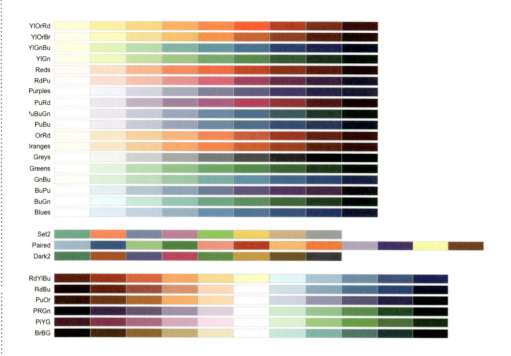

2）パレットの指定方法

　RcolorBrewer パッケージのカラーパレットの使い方について、R にデフォルトで入っている iris データセットを用いて説明しておきます。

　scale_fill_brewer 関数は箱ひげ図、棒グラフ、バイオリンプロットなどに使用できます。aes 内で塗り分けるグループを fill オプションで指定し、scale_fill_brewer で塗り分けるパレット（色）の名前を指定します（**図9**）。

```
1  ggplot(iris, aes(Species, Sepal.Length, fill = Species)) +
2    geom_boxplot() +
3    scale_fill_brewer(palette = "Set2")
```

図9 | `scale_fill_brewer`で指定した色で塗り分けた箱ひげ図

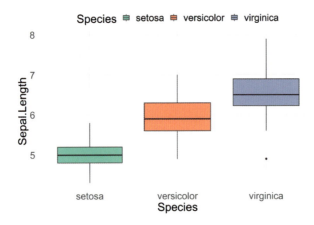

次に、`scale_color_brewer`関数は散布図、折れ線グラフなどに使用できます。`aes`内で塗り分けるグループを color オプションで指定し、`scale_color_brewer`で塗り分けるパレット（色）の名前を指定します（**図10**）。

```
1  ggplot(iris, aes(Sepal.Length, Sepal.Width, color = Species)) +
2    geom_point() +
3    scale_color_brewer(palette = "Set2")
```

図10 | `scale_color_brewer`で指定した色で塗り分けた散布図

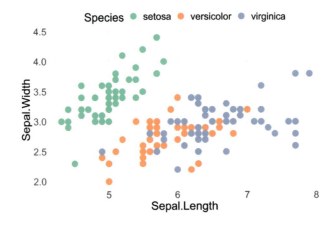

この他にも、連続値に応じてグラデーションを持ったカラーパレットを生成することができる次のような関数があります。

● scale_fill_gradient 関数、scale_color_gradient 関数（2色のグラデーション）
● scale_fill_gradient2関数、scale_color_gradient2関数（中間色を設定したグラデーション）
● scale_fill_gradientn関数、scale_color_gradientn関数（n色でのグラデーション）

　最後に、それぞれのパレットに入っている色を取り出す方法を紹介します。例えば、上の事例で使用した Set2 パレットの16進数法のカラーコードを取り出します。

```
1   brewer.pal(n = 8, name = "Set2")
2   [1] "#66C2A5" "#FC8D62" "#8DA0CB" "#E78AC3" "#A6D854" "#FFD92F"
3   "#E5C494" "#B3B3B3"
```

　パレットではなく、個別に自分で色を指定する場合には、scale_fill_manual 関数、scale_color_manual 関数が有用になります。実際に、**図9**で versicolor というグループをハイライトするコードを下記に示します（**図11**）。

```
1   ggplot(iris, aes(Species, Sepal.Length, fill = Species)) +
2     geom_boxplot() +
3     scale_fill_manual(values = c("#f5f5f5","#FC8D62", "#f5f5f5"))
```

図11 | `scale_fill_manual`で指定した色で塗り分けた**図9**

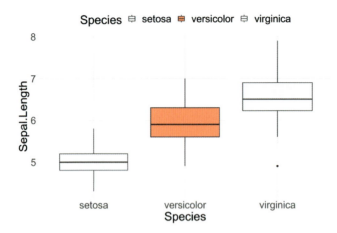

Part
2

質的な変数のグラフ

第1章　データタイプ1（質的な変数・一変量）

第2章　データタイプ2〔質的な変数・二変量以上（サブグループ）〕

第3章　データタイプ3〔質的な変数・二変量以上（独立したリスト）〕

第4章　データタイプ4〔質的な変数・二変量以上（入れ子）〕

　　　　Training 1　練習データでグラフを描いてみよう！

| 第1章 | **データタイプ1（質的な変数・一変量）** |

【 このデータタイプに適したグラフ 】

- 棒グラフ
- 円グラフ

学　生　棒グラフと円グラフですね。誰でも描いたことがある馴染みの深いグラフですよね。そんなグラフでも注意すべきポイントはあるんですか？

Dr.グラフ　その通りです。誰もが描いたことあるグラフですが、正しく描けているとは限らないし、情報として受け取る時にも気をつけるポイントも意外と多いんです。復習しながら確認していきましょう！

【 この章で使用するデータ 】

この章では、サンプルデータの一部を抜粋したものを使用していきます（表1-1）。

表1-1 ｜ サンプルデータの抜粋

ID	Sex	Area	Smoking
1	Man	Aichi	never
2	Man	Mie	ever
3	Woman	Ishikawa	never
4	Man	Aichi	ever
5	Man	Gifu	never
...	...	...	...

　Sex の列には性別のデータが格納されており、Man、Man、Woman、Man、Man、…という順番に個人のデータが並んでいます。

　また、Area の列には都道府県のデータが格納されており、Aichi、Mie、Ishikawa、Aichi、Gifu、…という順番に並んでいます。

　最後に、Smoking の列には喫煙状況のデータが格納されており、never、ever、never、ever、never、…という順番に並んでいます。

　この章では、これらを1つずつ独立した変数として扱っていきます。

40

1. 棒グラフ（Bar chart）

どんなグラフ？

基本的に、棒グラフは**質的な変数において人数（count）や割合（proportion）の大小を表すグラフ**[1]として使用することが推奨されています。

例えば、肥満の程度を表わす Body-mass index（BMI, kg/m²）の値に基づいて3つの群（やせ、普通、肥満）に分けた質的な変数がある場合に、やせ〇〇人、正常△△人、肥満××人と各群の度数を集計します。このような群ごとの人数や割合の情報を可視化する時に棒グラフを使用します。

また、異なる群間で Prevalence rate を表示するような場合にも棒グラフの使用が想定されます。このように、棒グラフで表す部分に不確実性（uncertainty）を伴う場合には、エラーバーを付して表示するようにします[3]。

多くの学会発表や論文では、量的な変数（例：血圧値や身長）を比較するときに棒グラフの使用をよく目にしますが、棒グラフについては、「Do not use for continuous data」と書いてある論文のガイドラインや可視化に関する論文もあります[4-7]。この問題については、後ほど第5章で詳しく説明したいと思います（P.96）。

実際にグラフを見てみよう！

Sex、Smoking、Area は、いずれも質的な変数であることは Part 1 で説明した通りです。実際に、これらを棒グラフにして表現したものを見ていきます（図1-1、図1-2、図1-3）。

どのグラフも、横軸にはそれぞれ変数に含まれる群（グループ）の名前が示されています。一方で、縦軸にはそれぞれの群の人数（count）が示されています。

このグラフから読み取れる情報としては、

①それぞれの変数に含まれる群の数

Sex は2つの群、Smoking は3つの群、Area では12の群があることが分かります。2つの群程度であれば、データテーブルを一見しただけで分かりますが、より多くの群を持つ変数ではこのようにグラフとして描画することによって、そもそもいくつの群が含まれているかを目視することができます（P. 42）。

②それぞれの群の大小関係

①のように、変数に含まれる群の確認を行った上で、群間の比較に移ります。図1-1から Sex では Woman が Man よりも

---

[1] Chapter 1 と Chapter 2 で扱う棒グラフについて、「大小の比較」というのはあくまでデータ自体を可視化した場合の問題であり、統計学的な推論の結果とは区別して考える必要があります。

Part 2 質的な変数のグラフ 41

多いことが分かります。また、**図1-2**からSmokingではneverの人が最も多く、ever、currentの順に人数が少なくなっていることが分かります。**図1-3**からAreaでは、Aichi（愛知）が最も多く、Gifu（岐阜）がShizuoka（静岡）よりもわずかに多く、Aichiについで人数では二番目になっていることが分かります。

棒グラフの長所として、わずかな大小でも識別できる点が挙げられます。特に、変数の中に含まれる群の数が多くなればなるほど、数字が並んだ情報だけを目で見て判断することは難しくなります。そんな時に棒グラフを描くことで大小の比較が容易になります。

図1-1 │ Sexの棒グラフ

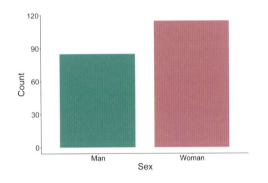

図1-2 │ Smokingの棒グラフ

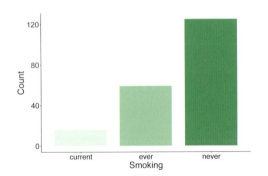

図1-3 │ Areaの棒グラフ

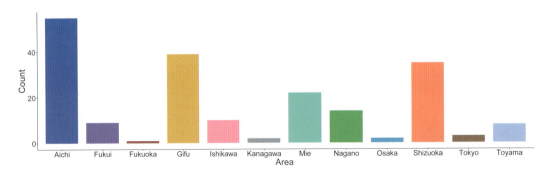

ここに注意！

大変身近で便利な棒グラフですが、誤解を招く、もしくは不適切な使用例も多く見られます。自分で作成する場合や提示されたものを解釈する場合には、次のポイントに注意しましょう。また、棒グラフを使用して情報を提示する時に、効果的に見せる方法も紹介します。

1. 縦軸の始まりを0にする

縦軸の始まりが0でない棒グラフは、誤解を招く代表的な例であり、よく知られた注意すべきポイントの1つです。

下に示す2つのグラフ（図1-4）は、どちらも同じデータから作成したものですが、右のグラフでは、左のグラフより男女の人数に大きな差があるような印象を受けます。それはなぜでしょう？

その原因は、縦軸の始点が違うことにあります。左のグラフは0から始まっているのに対して、右のグラフでは80から始まっています。こうすると、本来見るべきものよりも大きな差があるように見えます。

このように、差を誇張した表現は解釈の誤りを誘導することになります。こうした事態を避けるためにも、可能な限り縦軸のスタートは0に設定しましょう。また、棒グラフを読み取るときもこのトリックには十分に気をつけましょう[8]。

この問題の解決策としては、クリーブランドのドットプロットが挙げられます[9]（P. 47）。

2. ヒストグラムと混同しない

ヒストグラムとは、ある1つの連続変数についてその度数分布を示したグラフになります（P. 103）。棒グラフとヒストグラムの大きな違いは、横軸にあります（図1-5）。

両グラフとも縦軸は人数など分布している

図1-4 ｜ 図1-1(左) と縦軸の下限値を 80 に変更した図1-1(右)

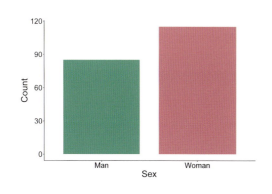
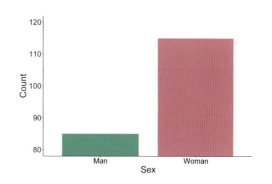

図1-5 │ 年齢階級ごとの棒グラフ（左）と年齢のヒストグラム（右）

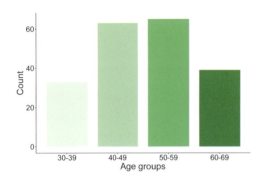 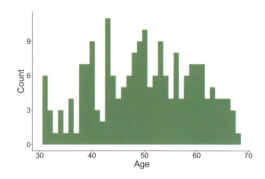

図1-3 │ Area の棒グラフ（再掲）

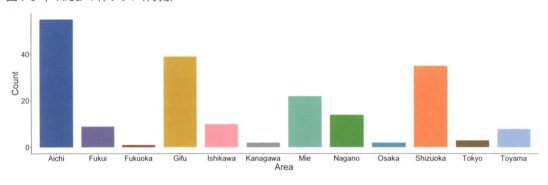

図1-6 │ 都道府県を度数の高い順番に左から並べたときの**図1-3**

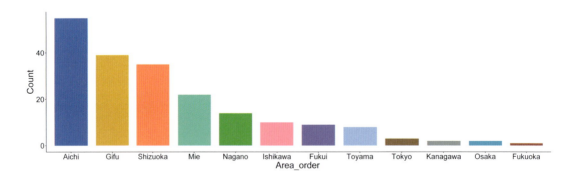

データ数(count)ですが、棒グラフは群を、ヒストグラムは連続量を、横軸にとっています[2]。つまり、棒グラフは群をそれぞれ切り離したり順番を変えても良い一方で、ヒストグラムは切り離したり順番を変えることはできません[10]。そのため、棒グラフには棒と棒の間に隙間がありますが、ヒストグラムは棒と棒が隙間なく並べられているのです。

3. 横軸に示す群(グループ)の順番を意識する

棒グラフとヒストグラムとの区別でも示したように、棒グラフでは群の順番を入れ替えることが可能になります。逆に言うと、伝える側の工夫として横軸の順序を考えて提示する必要があります。先ほどの図1-3を例に考えていきたいと思います。

このグラフでは、横軸に配置された都道府県の順番がアルファベット順に並んでいるため、各都道府県の大小関係を比較することが難しい状態です。

そこで、最も度数が高いものを左から順に並べたり(図1-6)、意味のある順番(今回の場合は、北から南[3]を上から順)に並べたり(図1-7)する方が表現したいメッセージを分かりやすく伝えることができます[11]。特に、図1-7では、北→南の順番を示しているので、左→右ではなく上→下の順番で表記する方法で示しました。

図1-7 │ 都道府県を北から南に順番に上から並べたときの図1-3

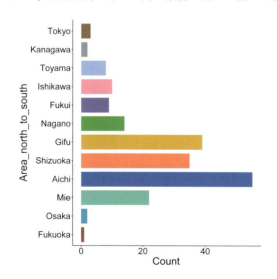

---

[2] ヒストグラムも厳密に言えば、連続量に基づいた「グループ」ではありますが、そのグループを突き詰めると連続量になります。
[3] 正しくは、政府統計で北海道から沖縄県まで割り振られている都道府県の番号で並べ替えています。

Part 2　質的な変数のグラフ　45

Rで実行するコード

今回は、サンプルデータのSex（**図1-1**）とArea（**図1-6**）について棒グラフを描いた場合のコードを下に示しています。棒グラフの描画には、基本的に **geom_bar** を使用します。

まずは、Sexについて、描画していきます。1行目の **ggplot** でデータ名と **aes** で列名および

塗り分けを指定して、2行目の **geom_bar** で棒グラフにすることを決定しています。3行目の **scale_fill_manual** 関数は、塗り分ける色を自分で設定する方法です。今回は、Sexが2水準の変数なので、2色のカラーコードをvaluesオプションに格納しています。

```
1    ggplot(data, aes(x = Sex, fill = Sex)) +
2      geom_bar(width = 0.8) +
3      scale_fill_manual(values = c("#2a9d8f", "#DB7093")) +
4      theme_classic() +
5      labs(y = "Count")
```

次に、Areaのグラフを描画していきます。今回は、もともとの群の順序を入れ替えてから描画していきます。基本的に、情報が英語で入力されている場合、Rではアルファベット順で扱われ、出力されます（**図1-3**）。この順序を **fct_infreq** 関数によって、今回であれば、人数が

多い都道府県から順番（愛知県、岐阜県、……、福岡県）に並び替えることができます。それをArea_orderという新しい列として作成し（**mutate**）、新しいデータdata1として保存しています。これで、元データのdataを変更せずに済みます。

```
1    data1 <- data |>
2      mutate(Area_order = fct_infreq(Area))
```

そして、新しく作成したArea_orderの列を使用して、棒グラフを描画します。これで、都

道府県の順番を入れ替えた棒グラフが作成できます。

```
1    ggplot(data1, aes(x = Area_order)) +
2      geom_bar(width = 0.8, fill = "#609966") +
3      theme_classic() +
4      labs(y = "Count")
```

こんなグラフもあるよ！

ロリーポップ (Lollipop)

　ロリーポップと聞いてどんなグラフかパッと思い浮かぶ人は少ないと思いますが、図1-8のようなグラフのことを指します。そもそも、ロリーポップとは英語で「棒付き飴玉」という意味ですから、ご覧のとおりです。このグラフで表わす情報は棒グラフと同じですが、棒のみで示していたものを線と点に置換したものになります。ロリーポップは、エラーバーを表示すると見づらくなる弱点があります。実際のところ、棒グラフの方が多く使用されている印象を受けます。

図1-8 | ロリーポップ

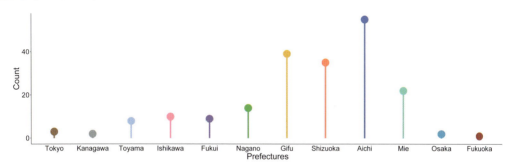

クリーブランドのドットプロット (Cleveland dot plot)

　棒グラフでは明確な差が比較できない場合の解決策として、ロリーポップの他に、クリーブランドのドットプロットがあります（図1-9）。ロリーポップと異なる点は、線の部分がないことが挙げられます。これによって、不確実性を示す95%信頼区間も同時に描画できる点が特長となります。

図1-9 | クリーブランドのドットプロット

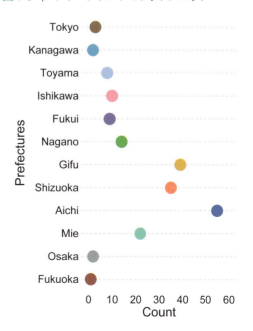

こんな風に使うのも良いね！

　データを入手した段階で、データが思った通りに入力されていないことがしばしばあります。図1-10のように性別について描画してみると、ManとWomanが明らかに多いですが、その他にもMaleやWomen、womanのように、コーディングが不統一であることが分かります。このよ うな状況で統計解析を行うと誤った解析結果を導くことにつながります。解析する前に記述的なグラフを描くことで、人数を把握する意味に加えて、解析前に致命的な入力ミスや不統一なコーディングに気づく可能性も高くなります。

図1-10 ｜ 不統一なコーディングを含んだ状態の棒グラフ

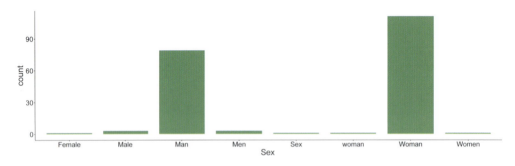

2. 円グラフ（Pie chart）

どんなグラフ？

　一般的には、棒グラフと並んでよく使用されているグラフです。主に、**質的な変数において割合を表す**グラフとして用いられています。質的な変数に含まれる各群の割合に従って、大きな円を扇型に分割したグラフです。

　例えば、集団の年齢構成を表現する時に用いることができます。全体200人の集団のうち、30歳代が80人、40歳代が100人、50歳代が20人である場合、それぞれの構成割合は40%、50%、10%になります。このような全体に対する割合の情報を表現する時に円グラフが使用されています。

　しかし、科学的な表現での使用に関して、推奨されていないことが多いです[12-15]。その理由はなぜでしょうか？　円グラフを違う目線で眺め、棒グラフと比較しながら、迫ってみたいと思います。

実際にグラフを見てみよう！

　棒グラフと同じ変数 Sex、Smoking、Area について円グラフでも表現してみます（**図1-11、図1-12、図1-13**）。

　どのグラフも、時計の12時の位置からグラフがスタートし、360°を群（グループ）の割合によって分割しています。分けられた扇型の面積（中心角の大きさ）から、その群が占める割合を把握することができます。

　図1-11 の Sex や **図1-12** の Smoking では、最も多くの割合を占める群（女性もしくは非喫煙

図1-11 ｜ Sex の円グラフ

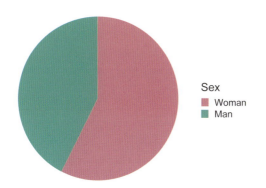

図1-12 ｜ Smoking の円グラフ

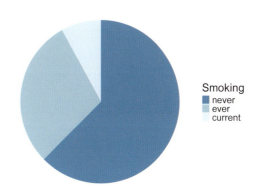

群）が過半数を超えていることが把握できます。図1-13のAreaの円グラフでは、最も割合が高い群（愛知県）が1/4（25%）を超えていることは図から読み取ることができます。

しかし、図1-13のように群の数が多くなると、下位の群に行くに従ってそれぞれどの程度の割合を占めているか、把握するのが難しくなります。

図1-13 ｜ Areaの円グラフ

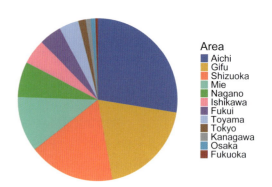

ここに注意！

棒グラフと同様に、ウェブサイトや資料でよく目にするグラフですが、次の3つのポイントに注意しましょう。

1．大小の比較には向いていない

円グラフは、全体に対する割合をグラフにするのに向いています。しかし、その群ごとの大小を比較することには不向きな図です（図1-14）[13]。

実は、この棒グラフと円グラフは全く同じデータをもとに作成したものです[4]。ご覧の通り、円グラフでは大小の区別がつかないのに対して、棒グラフではその区別が一目瞭然です。このように、大小の比較をする場合には、ヒトの目には面積（円グラフ）よりも長さ（棒グラフ）の方が比較・識別しやすいようです[9,16,17]。

2．3D（3次元）で描画しない

1．で示した通り、通常の円グラフ（2次元）でもそれぞれの群間を面積で比較するのは難しいですが、3Dで立体的に表現する円グラフはさらにそれを難しくします。

図1-15に示すように、3Dの円グラフでは、手前にある要素が視覚的に大きく見えるので、致命的な解釈の間違いにつながる可能性があります。使用しないようにしましょう[11]。

3．カテゴリを多くしない

最後に、描く群が多い時に気をつけるポイントになります。円グラフで描画するとき、群があまりにも多いと1つ1つの扇が小さくなってしまいます（図1-16）。

1つの解決方法としては、もう少し大きなまとまり（都道府県を地方にまとめる、など…）を作って、群の数を減らすと少し見やすくなります。およそ6個のカテゴリぐらいまで描くのが良いともいわれています[14]。

図 1-14 | 同じデータを使用した円グラフ（左）と棒グラフ（右）

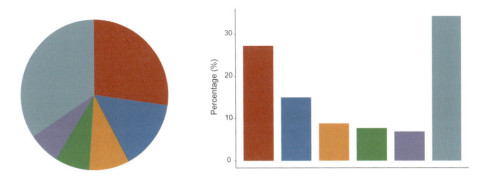

図 1-15 | 円グラフ（左）と Y 軸方向に 30°回転させた 3D 円グラフ（右）

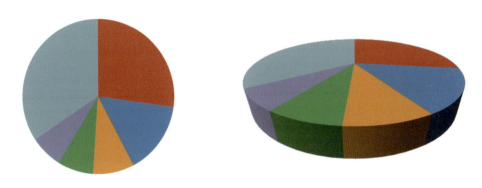

図 1-16 | 都道府県ごとにまとめた円グラフ（左）と地方ごとにまとめた円グラフ（右）

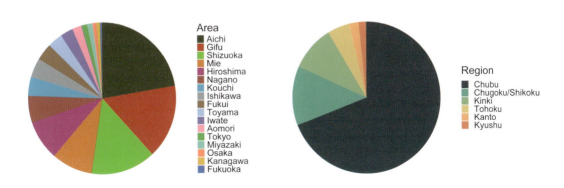

---

4 円グラフの白い部分は、「others（その他）」に分類されるグループになるので、最も多い面積を占めていますが、最後のグループとして描画しています。

Part 2 質的な変数のグラフ 51

R で実行するコード

今回は、サンプルデータの Sex (**図1-11**) について円グラフを描いた場合のコードを下に示しています。円グラフの描画には、はじめにデータの整理が必要になります。

それぞれの群の人数を集計し、新しく整理する必要があります。この時に便利なコマンドとして、dplyr パッケージの count 関数を使っていきます。

```
1  table_pi_sex <- data |>
2    count(Sex)
```

作成された `table_pi_sex` は、このようなテーブルになります。

```
1  table_pi_sex
2    Sex       n
3  1 Man       85
4  2 Woman    115
```

実際に描画する際には、geom_bar を使用しますが、coord_polor("y") を使用して円グラフに変形します (3行目)。

4行目以降は、色やテキストの大きさ、プロットの体裁に関する細かな編集です。theme_void は、「空虚な」という意味の英単語 void の通り、枠のないシンプルなグラフになります。7行目では、凡例の順番を Man → Woman から Woman → Man に変更しています。

```
1  ggplot(table_pi_sex, aes(x = "", y = n, fill = Sex)) +
2    geom_bar(stat = "identity", width = 1) +
3    coord_polar("y") +
4    theme_void() +
5    scale_fill_manual(values = c("#2a9d8f", "#DB7093")) +
6    labs(fill = "Sex") +
7    guides(fill = guide_legend(reverse = TRUE))
```

こんなグラフもあるよ！

ドーナツグラフ（Doughnut graph）

その名の通り、ドーナツのように中心に大きな空洞のあるグラフです（**図1-17**）。表現できる情報としては、円グラフと同じように質的変数内の複数ある群（グループ）の割合です。

中が空洞になっているので、そこに情報などを挿入できるメリットはあるかもしれません。ただし、円グラフと同様の問題点が解消されるわけではありませんので留意しましょう。

図1-17 ドーナツグラフ

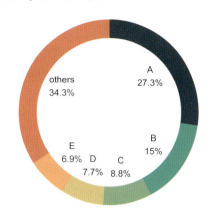

第2章	データタイプ2

データタイプ2
〔質的な変数・二変量以上(サブグループ)〕

【 このデータタイプに適したグラフ 】
- 横並び棒グラフ
- 積み上げ棒グラフ

学　生　　異なる二つ以上の質的データをまとめて表示するグラフですね。今まででよりも種類が豊富ですが、どんな風に使い分けることができるか気になります。

Dr. グラフ　　はい、棒グラフの積み上げや横並びは学会発表や論文執筆では必修ですね。この章が質的データの図示で一番実践的な部分です。これができるとグッとレベルが上がりますよ！

【 この章で使用するデータ 】
この章でも、サンプルデータの一部を抜粋したものを使用していきます (表2-1)。

表2-1 | サンプルデータの抜粋

ID	Age_10	Month	Sleep
1	40-49	October	<5hrs
2	40-49	February	<5hrs
3	40-49	February	<5hrs
4	30-39	September	<5hrs
5	30-39	May	<5hrs
...	...	...	...

Age_10、Month、Sleep の列には、それぞれ10歳ごとの年齢階級、データを収集した月、睡眠時間の情報が格納されています。

10歳ごとの年齢階級 (Age_10) には、年齢の低い順から、30-39、40-49、50-59、60-69の4つの群が含まれています。

1日の平均睡眠時間 (Sleep) には、睡眠時間が短い順から、<5hrs、5-6hrs、6-7hrs、7-8hrs、8-9hrs、>9hrs の6つの群が含まれています (hrs、hours)。

この章では、質的な変数の中でも順序変数について組み合わせて扱っていきます。

1. 横並び棒グラフ（Grouped bar chart）

どんなグラフ？

横並び棒グラフは、2つの質的変数を組み合わせて、横並びに表示するグラフです。実は、このグラフには2つの見方が存在しています。

まず一つ目は、**ある質的変数Aの各群の中で、もう一方の質的変数Bの各群の大小を比較する**場合で、これを「グループ内」比較と呼びます。二つ目は、**質的変数Bのとある群について、もう一方の質的変数Aの群間で大小を比較する**場合で、これを「グループ間」比較と呼びます[5]。

例えば、ある疾患の患者の重症度（軽症、中等症、重症）と年齢階級（40歳代、50歳代、60歳代、70歳代、80歳以上）との関係を考えます。年齢層を積み上げるのではなく横に並べていきます。そこでは、軽症の中でどのような年齢層が多いか比較し（グループ内比較）、80歳以上の人が多いのはどの重症度か比較する（グループ間比較）ことができます。

ただし、横並び棒グラフには、変数の群間の合計を比較することは難しくなっています。それぞれ合計人数を把握したい場合には、通常の棒グラフや積み上げ棒グラフのような別のグラフを選択した方が良さそうです[5,11,18]。

実際にグラフを見てみよう！

本章の冒頭で説明したデータから10歳ごとの年齢階級（Age_10）と1日の平均睡眠時間（Sleep）との組み合わせについて、どのような関係に見えるか確認していきましょう（図2-1）。

図2-1 ｜ Age_10とSleepの横並び棒グラフ

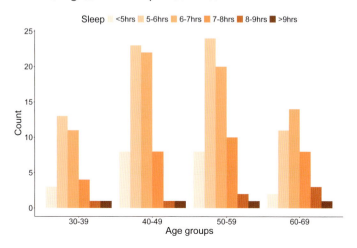

Part 2 質的な変数のグラフ

横軸には Age_10 に含まれる群（グループ）が示されています。よく見てみると、それぞれの年齢階級で、6色の異なる棒グラフが描かれています。つまり、これは Age_10 に含まれる4つの群をさらに Sleep で6つに分けた群の人数（count）を描いたグラフになっています。

はじめに見るポイントとしては、「それぞれの年齢階級で、異なる睡眠時間の群の人数がどのようになっているか」です。例えば、30、40、50歳代では5 - 6時間が最も多い一方、60歳代では6 - 7時間が最も多いことが分かります。ま

た、いずれの年齢階級でも、9時間以上が最も少ないことに気づきます。

もう一つ見るべきポイントが、「ある特定の睡眠時間の群に含まれる人数は、異なる年齢層でどのような違いがあるか」です。ここでは、睡眠時間が5時間未満の群（最も色が薄い棒グラフ）に注目して、各年齢階級での違いを見ていきます。すると、40、50歳代で最大を示し、60歳代では最も人数が少なくなっていることに気づきます[1]。

ここに注意！

横並び棒グラフはグラフの開始点が0になることが多く、通常の棒グラフに近い特徴があります。そのようなことに気づくと、次のような注意点があることも理解できると思います。

1．縦軸の始まりを0にする

横並び棒グラフは、全ての群が共通の始点を持つグラフです。これにより、後述する積み上げ棒グラフでは難しい各群の人数の比較を容易にすることができます。

2．横軸に示す群の順番を意識する

第1章の棒グラフ（P. 40）で述べたポイントで

すが、横軸に配置されるメインの質的な変数に含まれる群とその上に配置されるもう一つの質的変数に含まれる群どちらも順番の入れ替えは可能です。今回は、年齢層と睡眠時間の群を例にしているので、数字の小さい方から大きい方へ並べています。このように順番があるものはその通りに並べると、情報を受け取る側もスムーズに理解できるグラフになると思われます[11]。

また、図2-1の例でいうと、それぞれの睡眠時間の群の棒グラフを塗りつぶす色には注意が必要です。色の順番が変数の群の大小だと理解されることもあります。R のカラースケールに関するパッケージ（RColorBrewer）などを使用して適切な塗りつぶし色を選択しましょう（P. 29）。

---

[1] ここでは、単純な人数の把握について記載しましたが、30歳代、40歳代、50歳代、60歳代ではそれぞれ合計人数が異なります。そのため、単純に人数を比較することが正しい解釈とは言えず、それぞれの合計人数に対する割合を比較する方がより本質的な解釈となる可能性があります。

R で実行するコード

今回は、Sleep と Age_10 との組み合わせについて、横並び棒グラフを描いた場合（図2-1）のコードを下に示しています。

まずは、Sleep と Age_10 との組み合わせとそれぞれの人数 (n) が集計・要約した表 table_

sb_age10_sleep を作成します。dplyr パッケージの count 関数を使用し（2行目）、そのあとは fct_relevel 関数でデータの順序を入れ替えています（3〜5行目）。

```
1   table_sb_age10_sleep <- data |>
2     count(Age_10, Sleep) |>
3     mutate(Sleep = fct_relevel(Sleep, c("<5hrs", "5-6hrs", "6-7hrs", "7-8hrs",
4   "8-9hrs", ">9hrs")),
5             Age_10 = fct_relevel(Age_10, c("30-39", "40-49", "50-59", "60-69")))
```

念のために、table_sb_age10_sleep の中身を確認してみましょう。

```
1   table_sb_age10_sleep
2      Age_10 Sleep       n
3    1 30-39  <5hrs       3
4    2 30-39  >9hrs       1
5    3 30-39  5-6hrs     13
6    4 30-39  6-7hrs     11
7    5 30-39  7-8hrs      4
8    6 30-39  8-9hrs      1
9    7 40-49  <5hrs       8
10   8 40-49  >9hrs       1
11   9 40-49  5-6hrs     23
12  10 40-49  6-7hrs     22
13  # … with 14 more rows
```

横並びの棒グラフも、第1章で扱った棒グラフであることに変わりはありませんので、3行目に

geom_bar(stat = "identity") と入力します。

横並びの棒グラフで重要な部分は、この `geom_bar` 内の position というオプションで "dodge" と設定するところです。dodge は「避ける」の意で、ここではデフォルトの設定である各群の積み上げ（stack）を「避ける」（＝横並びにする）ということを表わしています。

```
1  ggplot(table_sb_age10_sleep,
2         aes(x = Age_10, y = n, fill = Sleep)) +
3    geom_bar(stat = "identity", position = "dodge") +
4    scale_fill_brewer(palette = "Oranges") +
5    theme_classic() +
6    labs(x = "Age groups", y = "Count") +
7    guides(fill = guide_legend(nrow = 1))
```

こんな風に使うのも良いね！

図2-1では不備がないデータを用いて横並び棒グラフを描きました。図1-9で扱った事例と同様に、横並びの棒グラフでも不統一なコーディングがある場合、図2-2のように発見することができます。ここでは、40-49歳の群にのみ7本の棒グラフが描かれています。実際に、凡例を見ると「>5hrs」と記載があり、5時間以上というコーディングになっていることに気づきました。

図2-2 ｜ 不統一なコーディングを含んだ状態の横並び棒グラフ

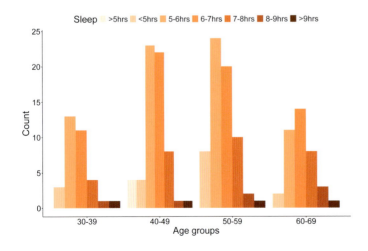

2. 積み上げ棒グラフ（Stacked bar chart）

どんなグラフ？

積み上げ棒グラフには、棒の長さをどのように設定するかによって、主に2つの異なるタイプがあります[5,13]。

一つ目は、棒の長さを「実際の値（例えば人数）」として表現する方法です。通常、こちらを積み上げ棒グラフと呼びます。この場合は、第1章で説明した棒グラフと同じように、**ある質的変数Aの各群の量の大小を表すグラフ**として用いられています。

二つ目は、棒の長さを「割合」として表現する方法です。いわゆる、100％積み上げ棒グラフです。この場合は、**ある質的変数Aの各群について、もう一方の質的変数Bに含まれる各群の内訳（割合）の大小を表すグラフ**として用いられています。

例えば、病気の重症度（軽症、中等症、重症）と年齢層（40歳代、50歳代、60歳代、70歳代、80歳以上）との組み合わせを考えてみましょう。

この場合、それぞれの重症度で各年齢層の人数に注目し比較するパターンと、それぞれの重症度で各年齢層の割合に注目し比較するパターンがあるのは想像できるでしょうか？

言葉では分かりづらいと思いますので、類似した使用例を見て、2つのタイプの積み上げ棒グラフにそれぞれどのような特徴があるのか学習してみましょう。積み上げ棒グラフについては、この2つのタイプを場面や用途に応じて使い分けることが重要だと思います。

実際にグラフを見てみよう！

横並びの棒グラフでも扱った1日の平均睡眠時間（Sleep）と10歳ごとの年齢階級（Age_10）の組み合わせについて、通常の積み上げ棒グラフ（図2-3）と100％積み上げ棒グラフ（図2-4）で質的な変数どうしの関係を描画していきます。

図2-3では、横軸にAge_10に含まれる群（グループ）が、縦軸には人数（count）が示されています。

このグラフから読み取れる情報としては、

①**それぞれの変数に含まれる群の数**

Age_10には4つの群が、Sleepには6つの群があることが分かります。

②**それぞれの群の大小関係**

これも通常の棒グラフと同じように、Age_10の各群について合計人数の比較を行うことができます。図2-3では50歳代の群が最も多く、30歳代の群が最も少ないことが分かります。

ただし、Age_10の各群に含まれる6つの睡眠時間の群を比べてみると、意外とその人数を比較するのが難しいことに気づきます。具体的には、50歳代と60歳代の8 - 9時間の群ではどちらの方が多いか比較しづらいということです。

Part 2　質的な変数のグラフ　59

図2-3 ｜ Age_10 と Sleep の積み上げ棒グラフ

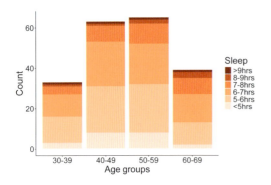

図2-4 ｜ Age_10 と Sleep の 100% 積み上げ棒グラフ

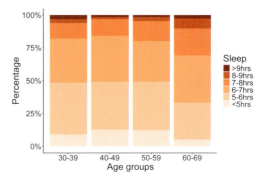

この問題については、後ほど説明していきます。

図2-3と同じように、横軸に Age_10 に含まれる群が示されています。その一方で、図2-4の縦軸には、各群に含まれる人数の総数を100％とした時の Sleep に含まれる各群の割合（percentage）が示されています。

このグラフから読み取れる情報としては、
①それぞれの変数に含まれる群の数
　これは、図2-3と同じ特徴になります。
②それぞれの群における質的変数の割合の比較
　図2-3と異なり、このグラフで注目するのは合計人数ではなく、各年齢層について Sleep に含まれる群の割合がどのように違うかということにあります。

ここに注意！

通常の積み上げ棒グラフと100%積み上げ棒グラフのそれぞれのグラフに特有の注意点がありますので注意しましょう。

1. 各群の大小が区別しやすいのは、最下部の群だけ（通常の積み上げ棒グラフ）

図2-3について、各年齢階級で、睡眠時間が5時間未満の群の人数を比較するのは容易だと思います。その一方、それよりも上に積み上げられた群の人数を比較することは難しいですね。このように、積み上げ棒グラフでは、一番下に配置される群以外では始点が異なるので、大小関係を正確に比較することが難しくなります[13,16]。

こうした場合には、前述した横並びの棒グラフを使用することで解決できます。一方、横並びの棒グラフでは、横軸に配置している群の合計人数を把握するのは難しくなる欠点もありますので、用途に注意して使い分けましょう。

図2-5 | 表を合わせて提示したAge_10とSleepの100%積み上げ棒グラフ

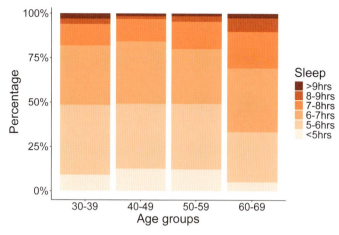

n	30-39	40-49	50-59	60-69
>9hrs	1	1	1	1
8-9hrs	1	1	2	3
7-8hrs	4	8	10	8
6-7hrs	11	22	20	14
5-6hrs	13	23	24	11
<5hrs	3	8	8	2

2．人数は把握できない（100%積み上げ棒グラフ）

図2-4について、各年齢階級の棒グラフは全て同じ長さになっています。このように、100%積み上げ棒グラフでは、割合の比較に特化するため、それぞれの群にどれだけの人数が含まれているか情報がありません。こうした場合には、図2-5のように人数の情報を提供する方がより丁寧なグラフと考えられます。

実際に、割合が高くても、その群の人数（絶対量）が多いとは限りません。図2-4のように、割合を比較している情報を目にしたとき、その群全体の人数はどの程度いるのか、気が配れるようになるとデータの背後に隠れた重要な情報を読み解くことができるようになります。こうした意味でも、図2-5のような情報を提供することは有益であると感じます。

3．各群の割合が比較できるのは、最下部と最上部の群だけ（100%積み上げ棒グラフ）

図2-4を見ると、睡眠時間5時間未満の群と9時間以上の群は、各年齢階級で容易に比較することができると思います。これは、0%（最下部）と100%（最上部）がそれぞれ基準として視点が定まっているからです。しかし、その中間に含まれる層については、積み上げグラフの注意点で述べたものと同じく比較が難しくなります。

この問題点については、第6章で学習する折れ線グラフ（P.124）でも解決できるかもしれません。

Rで実行するコード

　今回は、上述のAge_10とSleepとの組み合わせついて、2種類の積み上げ棒グラフ（図2-3、図2-4）を描くコードを下に示しています。

　横並び棒グラフを同じように、Age_10とSleepとの組み合わせとそれぞれの人数（n）の3つの情報を集計・要約した表table_sb_age10_sleepを作成する必要があります。

```
1   table_sb_age10_sleep <- data |>
2     count(Age_10, Sleep) |>
3     mutate(Sleep = fct_relevel(Sleep, c(">9hrs", "8-9hrs", "7-8hrs", "6-7hrs",
4           "5-6hrs", "<5hrs")),
5           Age_10 = fct_relevel(Age_10, c("30-39", "40-49", "50-59", "60-69")))
```

　完成したデータフレームを使用して、**geom_bar(stat = "identity")** で棒グラフにすることを決定します。

　図2-3のような単純な積み上げ棒グラフでは、3行目にある **geom_bar** 内に stat = "identity" を記入するだけでOKです。これは、**geom_bar** 内のpositionというオプション設定がデフォルトで "stack" になっているためです。ちなみに、stackは「積み重ね」という意味の英単語です。

```
1   ggplot(table_sb_age10_sleep,
2         aes(x = Age_10, y = n, fill = Sleep)) +
3     geom_bar(stat = "identity") +
4     scale_fill_brewer(palette = "Oranges", direction = -1) +
5     theme_classic() +
6     labs(x = "Age groups", y = "Count")
```

　次に、100%積み上げグラフ（図2-4）の描画コードを詳しく見ていきます。図2-3で整理した表（table_sb_age10_sleep）は同じものを使用することができます。

　ここで、図2-4が図2-3と大きく違う点は、3行目にある **geom_bar** 内のpositionというオプションが "fill" に変わっていることです。これによって、単純な積み上げ棒グラフから100%積み上げ棒グラフへと変わります。

　今回は、5行目のコマンドで **scale_y_continuous(labels = scales::percent)** と設定することで、％表記に変更しています。

62

```
1  ggplot(table_sb_age10_sleep,
2         aes(x = Age_10, y = n, fill = Sleep)) +
3    geom_bar(stat = "identity", position = "fill") +
4    scale_fill_brewer(palette = "Oranges", direction = -1) +
5    scale_y_continuous(labels = scales::percent) +
6    theme_classic() +
7    labs(x = "Age groups", y = "Percentage")
```

こんなグラフもあるよ！

鶏冠図（Coxcomb diagram/Polar area diagram）

鶏冠図を活用した人物として有名なのが、看護の祖でもあるフロレンス・ナイチンゲールです[2]。彼女は、19世紀中に勃発したクリミア戦争禍での兵士の死者数とその原因との関連について調査していました。そこで、収集したデータをもとに鶏冠図を使って、戦場における衛生状況の改善を強く訴えた話がよく語られています。これが1858年の出来事です[18]。

図2-6には、サンプルデータの月（Month）と年齢階級（Age_10）との関係を示した鶏冠図を提示しています。

ただし、積み上げ棒グラフで示す情報を扇として表現しているので、外側の群に行くほど面積が大きく「見えてしまう」性質を持っています。これによって、グラフを読み取る側の認識に誤解が生じる可能性があり、現代の学術論文ではほとんど目にしません。

モザイク図（Mosaic plot）

モザイク図は、複数の質的な変数についてまとめた表（クロス集計表や分割表と呼ばれる）を可視化するグラフになります。このグラフは比較的新しく、1981年にハーティガンとクライナーによって提唱されました[19]。

同一の集団において、ある一時点での運動習慣と5年後の運動習慣との関連のように、特定の項目に関する対応を可視化することもできます[20]。

図2-4と同じ項目（睡眠時間と年齢階級）の関係について、モザイク図を使って示しています（図2-7）。

このグラフの特徴は、横軸に配置された変数

---

[2] 実際に初めて鶏冠図を開発したのは、フランスの社会学者 André - Michel Guerry であり、courbes circulaires と呼んでいたようです（1828年）。そのあとにも、Léon Lalanne が windrose diagram として紹介もしていましたが（1854年）、鶏冠図を広く世に知られる役割を果たしたのが、ナイチンゲールであったと言われています。

Part 2 質的な変数のグラフ 63

図 2-6 ｜ Month と Age_10 の鶏冠図

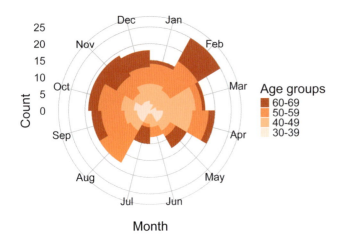

図 2-7 ｜ Age_10 と Sleep のモザイク図

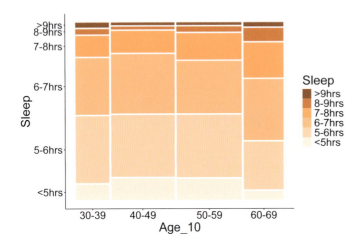

の各要素の割合に応じて幅が違うことです。しかし、始点の異なる各要素の面積を比較する難しさなど 100％積み上げ棒グラフと共通する注意点をもっています。そのような時には、横並び棒グラフなどとの併用を考えると良いでしょう。Rでは、`ggmosaic` パッケージを使用すると、データ整形などの手間をかけずに描画することができます。

第3章 データタイプ3 〔質的な変数・二変量以上（独立したリスト）〕

【 このデータタイプに適したグラフ 】

- ベン図
- サンキー図／沖積図

学　生　ベン図は高校の数学でも習ったことがありますが、サンキー図は名前すら聞いたことありませんし、イメージもつきません。どんな時に使えるグラフでしょうか。

Dr. グラフ　そうですね。確かに、ベン図はイメージできる人が多いと思います。サンキー図は、さらに複雑なデータどうしの関連性を流れのように可視化できるグラフになります。データの整理方法が少し特殊ですが、ビッグデータ時代では役に立つグラフだと思いますので、ぜひ理解しておきましょう。

【 この章で使用するデータ 】

この章でも、サンプルデータの一部を抜粋したものを使用していきます（表3-1、表3-2）。

日本のメタボリックシンドロームの診断基準[21]に基づいて、① 内臓脂肪蓄積（ウェスト径）（男性が85cm以上、女性が90cm以上）に該当する場合は、Obeseに1（該当しないものは0）と格納されています。

表3-1 ｜ サンプルデータの抜粋（ベン図で使用）

ID	Obese	Hypertension	Hyperglycemia
1	1	0	0
2	0	1	0
3	1	0	0
4	1	0	0
5	0	1	0
...	...	...	...

Part 2　質的な変数のグラフ　　65

同じように、② 血圧高値（収縮期血圧が130 mmHg 以上または拡張期血圧が85 mmHg 以上）、③ 血糖高値（空腹時血糖が110 mg/dL 以上）に、それぞれの条件に該当するかどうか、Hypertension および Hyperglycemia の列にその情報が0と1の二値変数で格納されています。

表3-2 ｜ サンプルデータの抜粋（サンキー図で使用）

ID	Alcohol	Sex	Obese	Death
1	never	Man	1	0
2	current	Man	0	0
3	never	Woman	1	1
4	never	Man	1	0
5	ever	Man	0	0
...	...	...	...	...

Alcohol、Sex、Obese、Death には、それぞれ飲酒習慣（一度もない、過去飲酒者、現在飲酒者）、性、内臓脂肪蓄積（ウェスト径：男性85 cm 以上、女性90 cm 以上）、死亡の有無が格納されています。

この章では、このような複数の質的な変数を組み合わせて扱っていきます。

1. ベン図 (Venn diagram)

どんなグラフ？

複数の質的な変数に関する集合の関係を円で表現するグラフです。19世紀に活躍したイギリスの数学者・論理学者のジョン・ベンによって開発されました[22]。おそらく、多くの人が高校数学で集合について学習した時に目にしていると思います。

特徴として、各集合は円で表され、その円の重なりで共通する部分を示します。両方のグループに共通して属している人数を重なりの大きさによって、表現しているものもあります。

具体的な事例としては、慢性的な疾患のリスク因子の保有・共有状況を図示することが想定できます。例えば、肥満、高血糖、高血圧の3つの因子について保有状況を可視化することができます。どの因子をもっている人数が多いのか、どの因子を共通してもっている人が多いのかを表現できます。

実際にグラフを見てみよう！

上述の通り、日本のメタボリックシンドロームの診断基準にもとづいて作成した、(a) 内臓脂肪蓄積 (obese)、(b) 血圧高値 (hypertension)、(c) 血糖高値 (hyperglycemia) の3つの変数の関連について視覚的に整理するために、ベン図（図3-1）を描画します。

まずは、a、b、c についてそれぞれの群が円で表現されていることが分かります。その部分に含まれている人数を示しています。() 内には、実際の人数の割合を表記しています。

図3-1 | 肥満、血圧高値、血糖高値のベン図

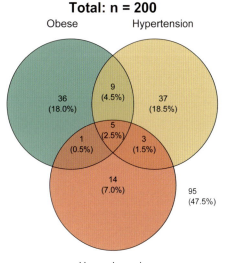

このグラフから読み取れる情報としては、

①それぞれの変数の各群に含まれる人数とその割合

a、b、c には、それぞれ 25.5%（18.0% + 4.5% + 0.5% + 2.5%）、27.0%（18.5% + 1.5% + 4.5% + 2.5%）、11.5%（7.0% + 1.5% + 0.5% + 2.5%）が含まれています。

②それぞれの群間で共通する人数とその割合

a と b についての両方に該当するのが 7.0%（4.5% + 2.5%）います。同じように、b と c の両方に該当するのが 4.0%（1.5% + 2.5%）人、a と c の両方に該当するのが 3.0%（0.5% + 2.5%）人含まれているのが分かります。最後に、中心部の最も色の濃い部分から、a、b、c の全てを併せ持っているのは、2.5% であることが分かります。

③どの群にも属さない人数とその割合

ベン図で描かれる円の中には、条件を満たす人が入っています。しかし、条件を満たさない人も存在することを忘れてはいけません。今回は、全部の値を足すと 52.5% がベン図の中に含まれていることが分かります。つまり、全体 200 人の 47.5%（95 人）が a、b、c のいずれの条件にも当てはまらないということが分かります。

ベン図の中に記載する数字として、人数もしくはその割合を記入することが多くあると思います。人数についてはその研究ごとに異なるため、割合を表示する方が汎用性のある情報として適切であると考えています。

ここに注意！

ベン図は、その特性上限られた情報のみを示すグラフではありますが、多くの変数を一斉に描かないことに注意する必要があります。

図 3-1 で扱っている変数は 3 つでしたが、図 3-2 では変数を 5 つに変更してベン図を描画しています。変数を 2 つ追加するだけで重なる部分が非常に多くなり、結果を解釈する部分が一気に増えています。さらに、1 人も含まれない領域がいくつか見られるようになっています。

ベン図で扱う変数の数について、論文ガイドラインなどで指定はありませんが、実際に、5 つの変数を使用したベン図も論文で使用されることはあります [23]。可視化によるメリットがあるか、また解釈ができるかを吟味して決定することが良いと思われます。

最近は、「Upset」と呼ばれる可視化の手法が開発され [24,25]、生命科学ではより多くの変数の共通性を示す場合にはこの図を使用する論文もあります [26]。R では、UpSetR や ggupset パッケージで実行できます（図 3-3 および続編の［解析編］を参照下さい）。

図 3-2 ｜ 変数を5つに増やした場合のベン図（人数のみを表示）

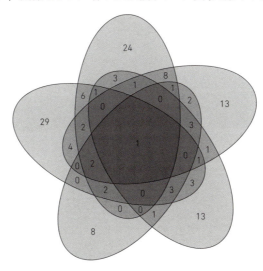

図 3-3 ｜ Upset プロットで示した図 3-1

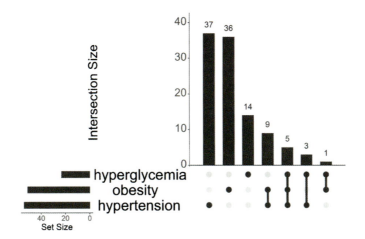

Part 2 　質的な変数のグラフ　　69

R で実行するコード

　今回は、Obese、Hypertension、Hyperglycemia の 3 つ変数について、ベン図（図3-1）を描くコードを下に示しています。

はじめに、3 つの列を選びます（2 行目）。さらに、それぞれの条件に合致する TRUE、FALSE のベクトルを作ります（3 ～ 5 行目）。

```
1   data_venn <- data |>
2     select(Obese, Hypertension, Hyperglycemia) |>
3     mutate(Obese = if_else(Obese == 1, TRUE, FALSE),
4             Hypertension = if_else(Hypertension == 1, TRUE, FALSE),
5             Hyperglycemia = if_else(Hyperglycemia == 1, TRUE, FALSE))
```

　あとは、**ggvenn** というパッケージ[27]に含まれる **ggvenn** 関数を使用して実際に描画するだけです。show_outside = "always" という設

定を指定することで、ベン図外のサンプルサイズとその割合も同時に描画できます。

```
1    ggvenn(data_venn,
2            fill_color = c("#2a9d8f", "#e9c46a", "#e76f51"),
3            fill_alpha = 0.8,
4            stroke_size = 0.5,
5            text_size = 6,
6            set_name_size = 8,
7            show_percentage = TRUE,
8            show_outside = "always") +
9      labs(title = "Total: n = 200") +
10     theme(plot.title = element_text(hjust = 0.5, size = 30, face = "bold"))
```

2. サンキー図 (Sankey diagram)／沖積図 (alluvial diagram)

どんなグラフ？

複数の質的変数に含まれる群どうしの関連を表現するグラフになります。このグラフは、18世紀末にアイルランド人のサンキーによって、蒸気機関におけるエネルギー効率を示す記事で示されたのに端を発しています[28]。

左側に配置された変数の各群（この図では節を意味するノードと呼びます）から右側のノードを結んだ帯の太さや色の濃さで、変数の群間の結びつきを表現できます。

具体的な事例としては、異なる複数時点の健康診断における生活習慣病のリスク因子の保有状況が時間の経過とともにどのように変化しているかを可視化できます[29]。

また、ある一時点で特定のがんを患った方がその後どのような臓器での転移が見つかったか、生検と呼ばれる検査は行われたか、などの治療やがん転移の経緯をサンキー図で示したグラフが実際に論文では使用されています[30]。

実際にグラフを見てみよう！

本章の冒頭で説明したデータから、飲酒習慣→肥満→死亡が男性と女性でどのように変化するか、Alcohol、Obese、Death、Sex を使用して、サンキー図（図3-4）を描画しています。

ご覧の通り、横軸には飲酒習慣、肥満、死亡を配置し、左側から右側にかけて生活習慣、病態、

図3-4 ｜ 性別の飲酒習慣→肥満→死亡の推移

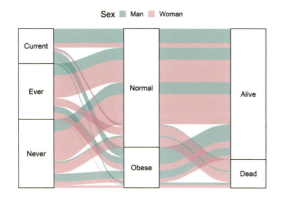

図3-5 ｜ 棒グラフ（モザイク・プロット）で表示した図3-4

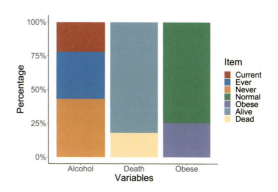

エンドポイントへの対象者の流れ（フロー）を性別に表現しています。サンキー図では、各変数の要素を結んでいる帯の太さは、そこに含まれる人数を反映しています。これは、図3-5に示すような棒グラフよりも、内訳の変化を可視化することができるので、移り変わりのある変数の年次推移などにも用いられます。

このグラフから、1）各変数の詳細な内訳、2）各変数間の関係性を確認することができます。例えば、過去飲酒者と非飲酒者には女性が多く、現在飲酒者は男性が多いことが分かります。他にも死亡している者の内訳を見ると、肥満ではない女性が大半を占めていることも見て取れます。

ここに注意！

多くの情報、変数を集約することは理論的には可能ですが、実際には次のポイントには気をつけておきましょう。

1. ノードや塗り分けを増やしすぎない

図3-4では、各変数がそれぞれ2～3つのノードを持ち、塗り分けを性別によって行っています。このノードや塗り分け色が増えると、帯が複雑に入り組んだ解釈の難しいグラフになります。そのような状況を避けるためには、可能な限りノード数を減らすことや弱い関連性についてはグラフ上で可視化しないなどの対応策があるように思います。

R で実行するコード

今回は、Alcohol、Obese、Death との組み合わせついて、性別（Sex）にサンキー図（図3-4）を描くコードを下に示しています。

まずは、この4つの変数の組み合わせについて、

人数（n）を集計・要約した表を作成する必要があります。第1章でも使用した count 関数を使います。

```
1  sankey <- data |>
2    count(Alcohol, Sex, Obese, Death) |>
3    mutate(Alcohol = factor(Alcohol, labels = c("Current", "Ever", "Never")),
4           Obese = factor(Obese, labels = c("Normal", "Obese")),
5           Death = factor(Death, labels = c("Alive", "Dead")))
```

集計したデータ（sankey）を見ると、Alcohol、Sex、Obese、Death、nという5つの列が用意されています。

1	sankey				
2	Alcohol	Sex	Obese	Death	n
3	1 Current	Man	Normal	Alive	18
4	2 Current	Man	Normal	Dead	1
5	3 Current	Man	Obese	Alive	13
6	4 Current	Man	Obese	Dead	3
7	5 Current	Woman	Normal	Alive	6
8	6 Current	Woman	Normal	Dead	3
9	7 Ever	Man	Normal	Alive	15
10	8 Ever	Man	Obese	Alive	8
11	9 Ever	Woman	Normal	Alive	28
12	10 Ever	Woman	Normal	Dead	10
13	11 Ever	Woman	Obese	Alive	8
14	12 Ever	Woman	Obese	Dead	1
15	13 Never	Man	Normal	Alive	15
16	14 Never	Man	Normal	Dead	2
17	15 Never	Man	Obese	Alive	10
18	16 Never	Woman	Normal	Alive	38
19	17 Never	Woman	Normal	Dead	13
20	18 Never	Woman	Obese	Alive	5
21	19 Never	Woman	Obese	Dead	3

これで下準備は完了です。実際のサンキー図の描画については、ggalluvial パッケージに含まれる geom_alluvium 関数（2行目）と geom_stratum 関数（3行目）を組み合わせて行います。geom_alluvium 関数内の aes で sex によって塗り分けることを指定しています。

Part 2　質的な変数のグラフ　73

```r
1   ggplot(sankey, aes(axis1 = Alcohol, axis2 = Obese, axis3 = Death, y = n)) +
2     geom_alluvium(aes(fill = Sex), alpha = 0.6) +
3     geom_stratum() +
4     geom_text(aes(label = after_stat(stratum)),
5               stat = "stratum", size = 6) +
6     scale_fill_manual(values = c("#2a9d8f", "#DB7093")) +
7     theme_void()
```

第4章 データタイプ4〔質的な変数・二変量以上（入れ子）〕

【 このデータタイプに適したグラフ 】

- ツリーマップ

学　生　ツリーマップですか、聞いたことのないグラフです。ツリーというと「木」のグラフですか？どんなグラフか想像つかないですが、どんな特徴のグラフなんでしょうか。

Dr.グラフ　そうですね。あまり聞き慣れないグラフだと思います。多様かつ複雑な階層を持つデータのビジュアル化としては有益ですが、医学研究で実際に使用した例はほとんど見かけません。特徴と注意点について紹介していきます。

【 この章で使用するデータ 】

この章では、サンプルデータの一部を抜粋したものを使用していきます（表4-1）。

表4-1 | サンプルデータの抜粋

ID	Chihou	Area	Death	ICD10	ICD10_cat
1	Chubu	Aichi	0	NA	NA
2	Chubu	Mie	0	NA	NA
3	Chubu	Ishikawa	1	I219	I
4	Chubu	Aichi	0	NA	NA
5	Chubu	Gifu	0	NA	NA
...	...	...	...	...	...

データを見ると、Chihou の列には居住している地方のデータが、Area の列には都道府県のデータが格納されています。

また、Death の列には追跡期間中の死亡有無が含まれています。Death が1（死亡）にコードされている場合には、ICD10 に死因のコードが格納されています。さらに、ICD10_cat には ICD10 のコードの先頭についているアルファベットが格納されています。

よく見ると、Area（都道府県）は Chihou（地方）よりもさらに小さい単位の情報であり、ICD10 と ICD10_cat の関係も同じようになっていることに気づきます。

この章では、ある質的な変数に包含されるもう一つの質的な変数との2つの変数の組み合わせについて扱っていきます。

Part 2 質的な変数のグラフ 75

1. ツリーマップ (Treemap)

どんなグラフ？

　二次元平面上の領域を四角形で分割し、その面積によって変数に含まれる群が占める割合を表現できるグラフです。このグラフの最大の特徴は、前章で取り上げた1つの質的な変数だけでなく、その変数に対して階層（入れ子）構造になっている別の質的な変数についても同時に描画できる点です。医学研究ではほとんど目にしませんが、ニュースメディアでは経済情勢、社会学での人口動態を表現する可視化手法として利用されています[8]。

　医学データで考えてみると、死因について考えることができます。人口動態統計で集計・表記さ

れるような死因として「悪性新生物」や「心疾患」、「脳血管疾患」などがあります。これらを細分化してみると、疾病分類に使われている国際統計分類 (ICD-10) のコードにより詳細な死因が同定できるようになっています。

　例えば、「悪性新生物」の中には、「気管支及び肺の悪性新生物＜腫瘍＞（C34.0～C34.9）」や「胃の悪性新生物＜腫瘍＞（C18.0～C18.9）」などの細分化があり、これら詳細な死因の人数を合計することで「悪性新生物」の死亡者数を求めることができます。

実際にグラフを見てみよう！

　説明した通り、Area は Chihou に、ICD10 は ICD10_cat に、入れ子になった構造を取っています。実際に、これらをツリーマップとして描画したものを見ていきます（図4-1、図4-2）。

　このグラフでは、データ内にある各地方と各都道府県に居住する対象者の割合を可視化しています。都道府県が「細い黒線」によって区切られた四角形で、さらに大きな範囲である地方が「太い黒線」によって区切られた四角形で表現されています。

　グラフをみると、濃い緑色の領域（Chubu）が

大きな面積を占めているのが分かります。さらに、その中に7つの都道府県が含まれていて、そのうち2つの大きな四角形（都道府県）が半分以上の面積を占めていることに気づきます。

　その次に大きな面積を占めている領域が Kinki です。この中には、2つの都道府県がありますが、一方の都道府県がほとんどの領域を占めていることが分かります。

　その他にも Kanto や Kyushu からの対象者も含まれていますが、ごくわずかであることが分かります。

図4-1と同じように、ICD10_catとICD10のツリーマップを見ていきます（図4-2）。

今回は、黒の細線で区切られた四角形の左上部に各ICD10コード（アルファベット1文字＋数字3桁）が記されていて、それぞれの四角形がどのICD10と対応するか分かりやすくなっています。さらに、大きな単位での分類については、黒の太線で区切られその真ん中にアルファベット1文字が大きく記載されています。

このグラフだけを見ると、C349が占める面積が最も大きく、大分類でみるとCが最も多くの面積を占めているように見えます。

このように、それぞれの長方形がどのカテゴリに対応するか文字を挿入すると、一見してどのカテゴリかを判断できるため、実際に描画する際には有用だと思います。

図4-1 ｜ ChihouとAreaのツリーマップ

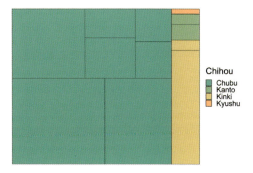

図4-2 ｜ ICD10_catとICD10のツリーマップ

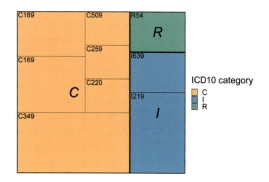

ここに注意！

理論的には、多くの情報を詰め込むことのできるグラフではありますが、実践では次のポイントには十分注意しましょう。

1. 割合の大小は比較しづらい

図4-1、図4-2で見たように、明らかに大きな面積を占める四角形は把握できます。しかし、中には、縦に長いものや正方形に近いものも混在しています。ヒトの目は、面積の大小を比較するよりも長さの大小を比較する方が得意なようです[9]。そのため、詳細な割合の大小を比較する時には、棒グラフの方が適しています（図4-3）。

2. 3つ以上の階層を表示しない

先ほどの事例では、上位にある質的変数（Chihou や ICD10_cat）の中に包含される下位の変数（Area や ICD10）をツリーマップとして描画しました。しかし、さらに詳しい分類がされているような場合には3つ目の階層を描くことになります。

そうなると、情報が複雑になりグラフとして機能しない可能性があります。そこで、3つ以上の階層を扱う場合には、カーソルを動かすと飛び出る仕組みのあるインタラクティブ・プロットを使用するのも1つの解決策になります。

図4-3 │ ICD10の棒グラフ

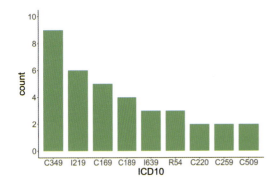

R で実行するコード

今回は、サンプルデータの Chihou と Area（図4-1）、ICD10_cat と ICD10（図4-2）についてツリーマップを描いた場合のコードを下に示しています。

ツリーマップの描画には、基本的に treemapify パッケージの geom_treemap 関数を使用します。

まずは、Chihou と Area の関係について描画していきますが、図示する前に、Area とその都道府県が属している地方（Chihou）、それぞれの Area に居住している人数（n）の3つの情報を集計・要約した表を作成する必要があります。円グラフの時と同じように、dplyr パッケージの count 関数で簡単に作成できます。

```
1   table_treemap_area <- data |>
2     count(Area, Chihou) |>
3     mutate(Chihou = fct_infreq(Chihou))
```

完成した表 table_treemap_area を使用して、ggplot でデータ名を、aes で列名や階層を指定して、geom_treemap でツリーマップにす

ることを決定しています。

4行目以降は、境界線の色や塗りつぶしの設定など細かい調整をしています。

```
1   ggplot(table_treemap_area) +
2     aes(area = n, fill = Chihou, label = Area, subgroup = Chihou) +
3     geom_treemap(color = "black") +
4     geom_treemap_subgroup_border(color = "black", size = 0.8) +
5     scale_fill_manual(values = c("#2a9d8f", "#8ab17d", "#e9c46a", "#f4a261")) +
6     labs(fill = "Chihou")
```

次に、ICD10_cat と ICD10 のグラフ（図4-2）を詳しく見ていきます。まずは、同じように整理した表を作成する必要があります。死因の分析を

するために、3行目の drop_na では NA が入っている行を除外して、亡くなっている方のデータのみを作成しています。

Part 2　質的な変数のグラフ　79

```
1    table_treemap_ICD <- data |>
2        count(ICD10, ICD10_cat) |>
3        drop_na(everything())
```

基本的な設定に加えて、今回は、ラベルを表示する方法で描画していきます。図4-1と同じく、ggplot と geom_treemap でツリーマップを描画しています（1～4行目）。

その後、5、6行目で geom_treemap_text

（小さい単位：ICD10）および geom_treemap_subgroup_text （大きい単位：ICD10_cat）によって、ツリーマップの各四角形の、どの位置に、どのような色のラベルを挿入するか決定します。

```
1    ggplot(table_treemap_ICD,
2            aes(area = n, fill = ICD10_cat, label = ICD10, subgroup = ICD10_cat)) +
3        geom_treemap(color = "black") +
4        geom_treemap_subgroup_border(color = "black") +
5        geom_treemap_text(place = "topleft", alpha = 0.8, color = "black") +
6        geom_treemap_subgroup_text(place = "centre", color = "black", fontface = "italic") +
7        scale_fill_manual(values = c("#FDAE61", "#3288BD", "#35978F")) +
8        labs(fill = "ICD10 category")
```

Training 1 　　練習データでグラフを描いてみよう！

これまでに使用してきたデータ（sample.csv）の変数を使用して、次の文章に従ってグラフを描画してみましょう。

1. 4つの年齢階級（30-39歳、40-49歳、50-59歳、60-69歳）に含まれる対象者の人数を図示してみましょう。

2. 1．で示した各年齢階級の人数は、それぞれ全体200名に対する割合を図示してみましょう。

3. 喫煙習慣に関する3つのレベルについて、それぞれ男女の人数を図示してみましょう（描けるグラフが2パターンあります）。

4. 喫煙習慣に関する3つのレベル（never、ever、current）について、それぞれ男女の割合を図示してみましょう。

5. 喫煙習慣、飲酒習慣、運動習慣の関係性について、サンキー図を使って図示してみましょう。

6. 次の条件に合致する人の関係を図示してみましょう（人数でOK）。
   1）60歳以上、　2）血圧高値である、　3）愛知県に在住している

解答は、特設サイトをご覧ください。

Part 2　質的な変数のグラフ　　81

カラーを使わない可視化

　本書で基本的にカラーでの可視化を中心に扱い、色を使える場合の可視化のエッセンスは、Column（P.29）にまとめました。しかし、学会発表や論文発表、プレスリリースなど研究に関わる多様な場面でデータ可視化に制限が加わることも想定されます。その中でも、「白黒」スケールでの可視化が際たる例だと思います。そのような場面で、どのような代替方法が使えるのか、注意するポイントは何か、をこのコラムでは実際とプロットと共に紹介したいと思います。

1. 散布図＋直線の場合

　色が使える場合は、Columnで解説した通り、図1のようにカテゴリに対して定性的なカラースケールを当てる方法が視認的には良さそうです。

　しかし、色が使えない場合は図2のように、散布図のグループ間の区別はつかず、回帰直線も同じくどのグループについて描かれたのか判別できない状態になっています。

　そこで、皆さんが思いつくのは、散布図の点の形状を変えたり、回帰直線の種類を変更することだと思います（図3）。しかし、実際にはこのような方法だけではそれほど大きな改善は達成されないのはご覧のとおりです。この問題に対する改善方法をいくつか紹介したいと思います。

図1 ｜ 定性的なカラースケールを使って描いた散布図＋回帰直線

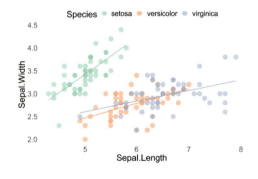

図2 ｜ カラーリングを排除した図1

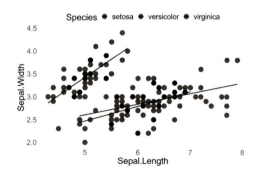

図3 | 散布図の形状（左）や直線の種類（右）を変更した図2

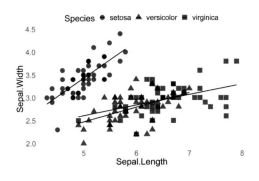
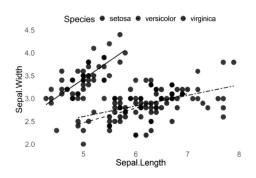

図4 | グレイスケールで塗りつぶし色を変えた図2

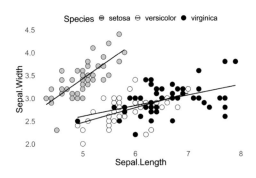

Solution 1: 散布図の塗りつぶし色を変える

　白黒とはいえ、白から黒に至る間の色を変化させること（いわゆる、明度を変えること）はできます。これによって各グループ間の違いが明瞭になっています（図4）。`RColorBrewer` でも Greys というパレットがそれに該当します。注意点としては、個別の色の違いは見分けにくいので、多くのカテゴリを設けないことが挙げられます。

Solution 2: 各グループを図形で囲む＋形状の変更＋塗りつぶし

　よりモダンな方法として、各グループを四角や楕円などでグルーピングする方法があります。さらに、図3ではうまく働かなかった形状の変更に加えて、図4で取り入れた塗りつぶし色を加えると、各グループの区別がかなりはっきりしてきました（図5）。Rでは `ggforce` というパッケージの `geom_mark_epllipse` 関数が使用できます。ちなみに、この図では、あえて回帰直線を薄いグレイ色にすることで、散布図に注目しています。

Solution 3: 直線の種類を変更＋ハイライト＋テキストを追加

　散布図よりも回帰直線に注目したいと考える場合には、散布図の透過度を全体的に上げることで達成されます。さらに、ハイライトされた直線の種類を変更し、その末端部などにグループ名を付与すると各直線がどのグループに対応しているか区別しやすくなります（図6）。

Solution 4: 特定のグループをハイライト＋テキストを追加

　最後に、特定のグループをハイライトしたい場合には、他のグループの散布図と回帰直線の透過度を上げることによって達成されます（図7）。注目したいグループのみを抽出して、そのグループのデータを可視化する方法も考えられますが、同じパネルの中に他のグループ（注目したくないグループ）も組み入れた状態にすることで、集団全体の中で興味・関心のあるグループがどこに位置しているのか把握できる利点もあります。

図5 ｜ 形状＋塗りつぶし色を変更してグルーピングした図2

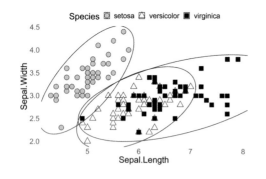

図6 ｜ 回帰直線の種類を変更後、ハイライトして文字を追加した図2

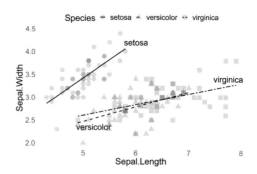

図7 | 特定のグループの散布図＋回帰直線をハイライトした図2

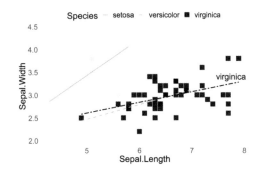

2．複数のグループがある棒グラフの場合

　Chapter 2で解説した通り、色が使える場合には**図8**のようにカテゴリに対して定性的なカラースケールを当てる方法が視認的には良さそうです。今回は、`scale_fill_hue` 関数を使用しています。

　色が使えない場合の棒グラフでは、1) 塗りつぶしの色を変える、2) 塗りつぶしのパターンを変えるという方法が考えられます。

Solution 1: 塗りつぶし色を変える

　前述の散布図でも用いた方法です。塗りつぶしを定性的なものからグレイスケールに変更します（**図9**）。今回は、`RColorBrewer` の Greys パレットを使用しています。ただし、パレットが明度の順に並んでいることから、データの順序を想起させる弊害もあることに留意が必要です。

図8 | 定性的なカラースケールを描いた100%積み上げ棒グラフ

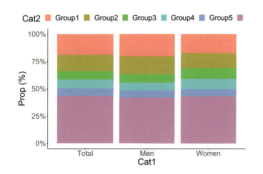

図9 | グレイスケールで塗りつぶし色を変えた図8

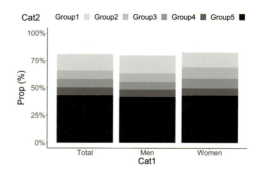

Solution 2: 塗りつぶしパターンを変える

　散布図に比べると、（基本的に）塗りつぶす面が多く存在することが棒グラフの特徴になります。この特性を活かして、塗りつぶす部分を模様（パターン）で表現することもできます（**図10**）。Rでは、`ggpattern`パッケージで実装できます。関数やパラメータの詳しい説明はパッケージを参照ください。ただ、似たような模様（Group3とGroup4など）も含まれる可能性があるので、場合によっては区別をつけるために図中にテキストを追加するなどの工夫が生じます。

図10 | 塗りつぶしパターンを変えた図8

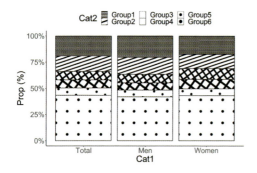

　色を使えない制約に対するもどかしさを表現しつつ、それを解決するTipsを紹介しましたが、いかがでしたか？目的を絞ることで、「白黒」スケールでも十分に表現できます。本稿が制約のある可視化でも美しい可視化表現に取り組むきっかけになれば幸いです。

Column

日本語を使用したグラフを描く

　本書では、Part2以外でもアルファベットを使用した変数名や系列名で、ggplot2の可視化を進めていきます。ただ、我々の母国語である日本語を使用したデータセットの解析では、しばしば「文字化け」という大きな壁に直面することになります。

　このコラムでは、その問題に対応する方法を簡単に紹介してみたいと思います。「文字化け」の問題は、大きく2つの壁に分けることができます。1つ目の壁は、可視化するときのフォント指定の問題です。2つ目の壁は、保存するときの出力関数の問題です。

　ここでは、図2-2で示した睡眠時間と10歳ごとの年齢階級との関連について、変数名および各グループを日本語に変換したデータ（data_col2）の例を考えていきます（表1）。

表1 ｜ dataのSleepとAge_10を日本語に書き換えたdata_col2

Sleep	Age_10		睡眠時間	年齢階級
<5hrs	40-49		5時間未満	40-49歳
<5hrs	40-49		5時間未満	40-49歳
<5hrs	40-49		5時間未満	40-49歳
<5hrs	30-39		5時間未満	30-39歳
<5hrs	30-39		5時間未満	30-39歳
...	...		...	...

　日本語を使用したデータの可視化については、WindowsとMac OSでは少し仕様が異なります。まずは、先にMac OSの対応方法から始めます。

1. 可視化するときのフォント指定の問題（Mac OS編）

　まずは、データを日本語に変換したデータ（data_col2）で、図3-1と同じコードを使用して描いた積み上げ棒グラフを図1として示しています。ご覧の通り、数字以外の部分に四角（□）が見えます。これが文字化けして特定の漢字やひらがなが表示されていない状態です。

　これでは、何を示したグラフかさっぱり分かりません。このような自体を避けるために、最も簡単な方法としては、theme_**( )関数でbase_familyのオプションにフォント名を指定する方法があります（4行目）。このコードで描かれるグラフを図2に示します。

Part 2 　質的な変数のグラフ　87

図1 | 図2-2で示した10歳ごとの年齢階級と睡眠時間との関連（日本語）Mac OS

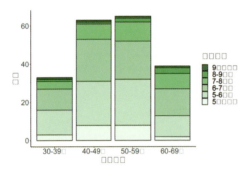

```
1  ggplot(data_col2_tab, aes(x = 年齢階級 , y = n, fill = 睡眠時間 )) +
2    geom_bar(stat = "identity", color = "black") +
3    scale_fill_brewer(palette = "Greens", direction = -1) +
4    theme_classic(base_family = "Hiragino Kaku Gothic Pro W3") +
5    labs(y = " 人数 "))
```

図2 | theme_**( )で日本語フォントを指定した場合の出力 Mac OS

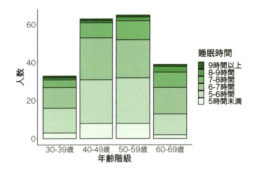

図3 | ggsave関数でPDFファイルとして出力した場合 Mac OS

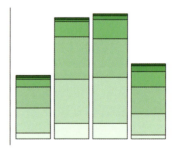

2. 保存するときの出力関数の問題（Mac OS 編）

　ここまでは、グラフを RStudio で日本語のグラフを扱っているだけの話でしたが、学会発表のスライド資料に加え、論文に掲載するためには、画像ファイルとして出力する必要があります。

　この時によく使用するのが、ggplot2 パッケージに入っている ggsave 関数です。この関数では、eps、pdf、jpeg、tiff、png などさまざまなフォーマットの出力形式に対応しています。さらに、dpi というオプションで解像度を設定できるので、学術データを作成するために適していると思います。

　今回は、PDF 形式のファイル[1]を出力する時の対応方法を記載します。

　まずは、先ほどの図2のコードを FigC3_3 に保存し、ggsave 関数で PDF 形式のファイルとして出力してみたいと思います（図3）。

```
1    FigC3_3 <- ggplot(data_col2_tab,
2                         aes(x = 年齢階級 , y = n, fill = 睡眠時間 )) +
3      geom_bar(stat = "identity", color = "black") +
4      scale_fill_brewer(palette = "Greens", direction = -1) +
5      theme_classic(base_family = "Hiragino Kaku Gothic Pro W3") +
6      labs(y = " 人数 ")
7
8    ggsave(filename = "FigC3_3.pdf", plot = FigC3_3,
9          device = "pdf", height = 6, width = 9)
```

　「文字化け」というレベルを超えて、文字が出力されなくなってしまいました。これでは、グラフとして機能しません。

　この時の解決策は、基本的に3つあります。この方法を使用すると、いずれも図2と同じ画像が出力されます。

　1つ目は、ggsave 関数内の device オプションを変えることです。このオプションでcairo_pdf と指定することで、PDF ファイルも文字化けすることなく出力・保存されます。

---

[1] PDF ファイルは、ベクタ（ベクトル）画像と呼ばれる種類に分類され、グラフなどの出力の場合 PNG よりも綺麗に出力されることが多い。

```
1   ggsave(filename = "FigC3_3B.pdf", plot = FigC3_3,
2           device = cairo_pdf, height = 6, width = 9)
```

　2つ目は、使用する関数を変えることです。PDFファイルでどうしても出力したい場合には、Mac OSの場合 quartz 関数を使うことで解決されます。下に示すように、quartz 関数で提示した条件（1行目）に続いて、描きたいグラフ（2行目）を加えて、最後に dev.off で終了します（3行目）。

```
1   quartz(file = "FigC3_3C.pdf", type = "pdf", height = 6, width = 9)
2   FigC3_3
3   dev.off()
```

　3つ目として、奥の手ではありますが、ファイル形式を変えることで出力されます。先ほど述べた通り、ggsave 関数ではさまざまなファイル形式に対応しています。ここでは、PNGファイルとして出力することで対応する方法を紹介しています。

```
1   ggsave(filename = "FigC3_3.png", plot = FigC3_3,
2           device = "png", height = 6, width = 9)
```

　次に、Windows OSでの日本語を使用したプロットについて説明していきます。

3. 可視化するときのフォント指定の問題（Windows OS 編）

　まずは、Mac OSの時と同じように、図2-2とほとんど同じコードを使用して描いた積み上げ棒グラフを図4として示しています。ご覧の通り、「文字化け」せずに漢字やひらがなが表示されています。

図4 | 図2-2で示した睡眠時間と10歳ごとの年齢階級との関連（日本語）Windows OS

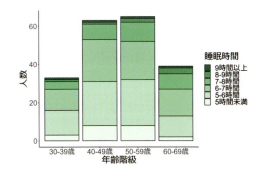

```
1    ggplot(data_col2_tab, aes(x = 年齢階級 , y = n, fill = 睡眠時間 )) +
2      geom_bar(stat = "identity", color = "black") +
3      scale_fill_brewer(palette = "Greens", direction = -1) +
4      theme_classic() +
5      labs(y = " 人数 ")
```

4. 保存するときの出力関数の問題（Windows OS編）

　画像の保存についてもMac OSと同様に、ggplot2パッケージに入っているggsave関数で行っていきます。まずは、PDF形式で保存するコマンドを実行しましたが、Mac OSと同様に上手く出力できませんでした（図5）。

　今回も解決策は3つあります。1つ目は、Mac OSと同じように、ggsave関数内のdeviceオプションを変えることです。実行してみると、フォントの違いはあるものの「文字化け」は解消されています（図6）。

図5 | ggsave 関数で PDF ファイルとして出力した場合 Windows OS

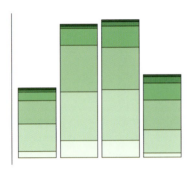

図6 | ggsave 関数で device オプションに cairo_pdf を指定して、PDF ファイルとして出力した場合 Windows OS

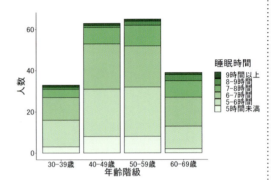

```
1  FigC3_5 <- ggplot(data_col2_tab,
2                   aes(x = 年齢階級 , y = n, fill = 睡眠時間 )) +
3    geom_bar(stat = "identity", color = "black") +
4    scale_fill_brewer(palette = "Greens", direction = -1) +
5    theme_classic(base_family = "IPAGothic") +
6    labs(y = " 人数 ")
7  
8  ggsave(filename = "FigC3_6.pdf", plot = FigC3_5,
9         device = cairo_pdf, height = 6, width = 9)
```

2つ目は、Mac OS と同じく使用する関数を変えることです。Windows OS では、`cairo_pdf` 関数を使うことで解決されます。`quartz` 関数と同じように条件を提示し（1行目）、描きたいグラフ（2行目）を加えて、最後に `dev.off` で終了します（3行目）。出力されるグラフは、**図6**と同じです。

```
1  cairo_pdf(filename = "FigC3_6B.pdf", height = 6, width = 9)
2  FigC3_5
3  dev.off()
```

図7 | ggsave 関数で PNG ファイルとして出力した場合
Windows OS

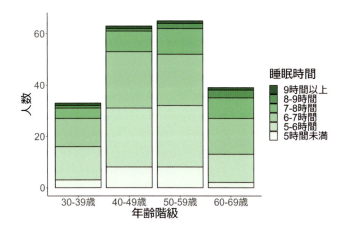

3つ目も Mac OS と同様にファイル形式を変える方法で、PNG ファイルとして出力するコマンドを確認します。前に説明した2つのコマンドとは異なり、**図4**と同じフォントで出力されます（**図7**）。

```
1  ggsave(filename = "FigC3_7.png", plot = FigC3_5,
2       device = "png", height = 6, width = 9)
```

以上が簡単ではありますが、日本語を使用した可視化の「文字化け」に対応する方法を OS 別に確認しました。R や RStudio のバージョンによっても挙動が異なる日本語の可視化です。さらに踏み込んだ記事もウェブ上には散見されますので、そちらをご覧下さい。[2]

---

[2] おまえはもうRのグラフの日本語表示に悩まない（各 OS 対応）https://ill-identified.hatenablog.com/entry/2020/10/03/200618#pdf-ux3067ux4fddux5b58ux3059ux308bux5229ux70b9

Part

3

量的な変数のグラフ

第5章　データタイプ5（量的な変数・一変量）
第6章　データタイプ6（量的な変数・二変量）
第7章　データタイプ7（量的な変数・多変量）
Training 2　練習データでグラフを描いてみよう！

第5章 データタイプ5（量的な変数・一変量）

【 このデータタイプに適したグラフ 】
- 箱ひげ図
- ヒストグラム
- 密度プロット

学　生　箱ひげ図とヒストグラムですね。これは、統計学やデータ分析を学ぶ上では必修のグラフですよね。ここから量的な変数を中心に扱っていくということですね。気持ちを切り替えてしっかりと勉強したいと思います。

Dr. グラフ　1つの量的なデータを扱う場合の基本的なグラフですが、複数の変数を扱う場合にも応用できることが多くあります。その基本をこの章で学習しましょう。さらに、これまでの質的データでは出てこなかった量的なデータに特有の「ばらつき」を扱います。それぞれのグラフでは、「ばらつき」をどのように表現しているか、注目してみていきましょう。

【 この章で使用するデータ 】
　この章では、サンプルデータの一部を抜粋したものを使用していきます（表5-1）。

表5-1 ｜ サンプルデータの抜粋

ID	SBP	TG
1	136	140
2	172	88
3	107	391
4	132	90
5	154	61
...	...	...

　SBP、TG の列には、それぞれ収縮期血圧（systolic blood pressure: SBP, mmHg）、中性脂肪（triglycerides: TG, mg/dl）の情報が格納されています。

　この章では、これらを1つずつ独立した変数として扱っていきます。

1. 箱ひげ図 (Box-whisker plot)

どんなグラフ？

箱ひげ図は、**量的な変数の分布を表すグラフ**として用いられています。その名前の通り、「箱」と呼ばれる四角形と「ひげ」と呼ばれる直線の2つの部分で構成されています（詳しくは後述します）。この「箱」と「ひげ」にデータの分布に関する情報が詰め込まれています[31]。

箱ひげ図は、データを分析する前に対象とする変数の分布を確認するときに用い、この分布の確認によって、使用する分析手法を決めることがあります。また、複数の集団で連続値を比較する場合[1]にも箱ひげ図を描画して、それぞれの群における分布を表示することもあります。

論文のガイドラインやデータ可視化の論文でも、量的な変数については、箱ひげ図など分布の情報も含めて図示することが望ましいとされています[5,6,7,32,33]。

実際にグラフを見てみよう！

SBP、TGは、いずれも量的な変数（連続変数）であることはPart 1で説明した通りです。実際に、これらを箱ひげ図として表現したものを見ていきます（**図5-1**、**図5-2**）。

図5-1 │ SBPの箱ひげ図

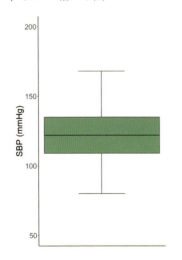

図5-2 │ TGの箱ひげ図

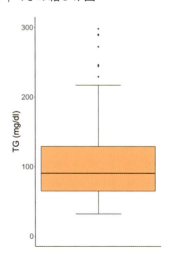

---

[1] あくまで、生データでの比較を想定していますので、結果の解釈については調整済み平均値（最小二乗平均値）などを活用した比較が必要になります。

図5-3 | 箱ひげ図の説明

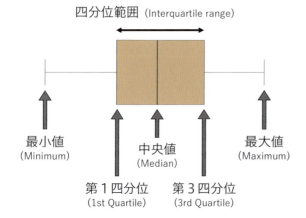

どのグラフも、縦軸にはそれぞれの量的な変数の分布が示されています。改めて、箱ひげ図の説明を図5-3に示しています。

箱ひげ図の「箱」を描くためには、データを4つに分割したときの3つの区切りの値である第一四分位数（データ全体の下から25％に当たる値）、第二四分位数（データ全体の下から50％に当たる値、いわゆる中央値）、第三四分位数（データ全体の下から75％に当たる値）を使用します。「箱」全体は、第一四分位数から第三四分位数までの範囲を示し、この範囲を四分位範囲（IQR: interquartile range）と呼びます。

また、「ひげ」には、最大値と最小値を用いる場合が多いですが、計算によって特定の値を求める場合など他にもさまざまなパターンがあります。

このグラフから読み取れる情報としては、上記のような基本的な統計量に加えて、次のようなものがあります。

①中央値の偏り＝分布の歪み

箱ひげ図では、中央値（データの50％に当たる値）が「箱」の中にある直線で表現されています。この中央値の位置によってデータの分布をおおよそ推測することができます。中央値が第一四分位に近い場合には右に歪んだ分布（図5-2）、第三四分位に近い場合には左に歪んだ分布であることが推測されます。箱の中心に中央値がある場合には、正規分布に近い分布であることが考えられます（図5-1）。

②四分位範囲（第一四分位から第三四分位までの距離）の広さ＝データのばらつき

四分位範囲、すなわち、箱ひげ図の「箱」の幅がデータのばらつきを示しています。四分位範囲が広い場合にはデータのばらつきが大きく、狭い場合にはデータのばらつきが小さいことが考えられます。

③外れ値（Outlier）の有無

図5-2のように、箱ひげ図の「ひげ」よりも外側にある点として表されているのが外れ値です。このような外れ値は、データ分析に大きな影響を与えうるので気をつけなくてはなりません。

まずは、外れ値がデータ収集やコーディングのミスであるかどうか確認します。つまり、その値を取ることが医学的に可能かどうか考えるわけです。原因によって外れ値を除外し、その問題に対応できるあるいは影響しない統計解析の手法を選択する必要があります。いずれにしても、よく吟味することになります。

> ここに注意！
>
> 量的なデータの分布について、前述のように図示する機会は比較的多くあると思います。分布を示す場合には、表現したい情報のレベルに応じて、箱ひげ図以外のグラフと併用し、使い分ける必要があります。使い分けるグラフの種類とその理由も含めて整理しましょう。
>
> また、箱ひげ図の「ひげ」の描き方には種類がありますので、その点にも気をつけましょう。

1. 箱ひげ図も分布を知る上で、万能なグラフではない

箱ひげ図は、通常の棒グラフよりもデータの分布を示す場合にはより多くの情報を提供するグラフとされています。確かに**図5-4**を見ると、本来の分布を個別のデータを点として表現しているジッタープロット（Jitter plot）（一番右のカラム）はそれぞれ異なるにもかかわらず、棒グラフは全て同じ高さとして描画されています（エラーバーは、ばらつきをきちんと反映されています）。

しかし、箱ひげ図もジッタープロットに比べると、データの分布は隠されていることが分かります。

図5-4 ｜ 3つの連続量に関する棒グラフ、箱ひげ図、ジッタープロット（本来の分布）

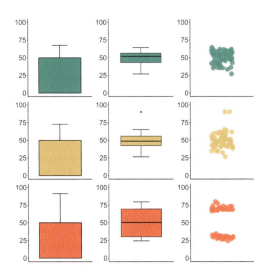

図5-5 | 箱ひげ図にジッタープロットを重ね合わせたグラフ（左：収縮期血圧、右：中性脂肪）

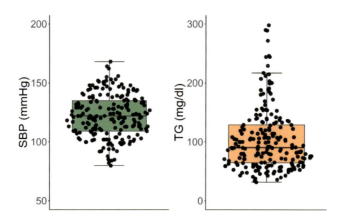

箱ひげ図よりもさらに詳細な分布を必要とする場合には、箱ひげ図の上にジッタープロットを重ねて描画することで、解決できます[13]（図5-5）。また、後ほど一変量の量的変数のグラフの長所と短所をまとめます。

2.「ひげ」の定義に注意する

「ひげ」の範囲として最も一般的なものが最大値と最低値です。高校生で学習する「ひげ」も最大値と最小値になっています。

しかし、Rのggplot2のデフォルト設定では、「ひげ」が第三四分位＋1.5×四分位範囲と第一四分位－1.5×四分位範囲で表現されるようになっています[2]。このように、「ひげ」の範囲は異なる場合があることを念頭において、十分注意を払いグラフを解釈するように心がけましょう！

---

[2] ただし、実際の上端・下端は、最大値が第三四分位＋1.5×四分位範囲を超えない場合には最大値、最低値が第一四分位－1.5×四分位範囲を下回らない場合には最低値で描くようになっています。

R で実行するコード

今回は、サンプルデータの SBP について箱ひげ図のみのグラフ（**図5-1**）とそこにスウォームプロットを重ね合わせたグラフ（**図5-5**）を描いた場合のコードを下に示しています。

箱ひげ図の描画には、基本的に `geom_boxplot` を使用します。

```
1    ggplot(data, aes(y = SBP)) +
2       stat_boxplot(geom = "errorbar", width = 0.3) +
3       geom_boxplot(fill = "#609966") +
4       theme_classic() +
5       labs(y = "SBP (mmHg)") +
6       scale_y_continuous(limits = c(50, 200))
```

次に、**図5-5**のようなジッター・プロットを重ね合わせた箱ひげ図を描画していきます。`ggforce` パッケージの `geom_sina` 関数で各データ（黒い点）を上乗せしています（4行目）。`geom_sina` 関数では、x の引数が必要なので、1行目に x = "" と指定しています。また、`geom_boxplot` 関数の outlier.shape の引数で、外れ値が余分に描画されないように指定しています。

```
1    ggplot(data, aes(x = "", y = SBP)) +
2       stat_boxplot(geom = "errorbar", width = 0.3) +
3       geom_boxplot(fill = "#609966", outlier.shape = NA) +
4       geom_sina(color = "black", alpha = 0.8, size = 3) +
5       theme_classic() +
6       labs(y = "SBP (mmHg)") +
7       scale_y_continuous(limits = c(50, 200))
```

Part 3 量的な変数のグラフ　　**101**

> こんな風に使うのも良いね！

データを収集し入力する段階で、量的なデータに欠測値がある場合には「99999」や「9」、「999」、「0」と入力することがあります。このような情報を持った個人については除外したり、特定の値を代入する前処理を行った上で統計解析を行います。

図5-6では、999を含んだ事例を示しています。このような状況ではすぐに統計解析に移ることもできません。解析する前に記述的なグラフを描くことで、データのコーディングやクリーニングのミスに気づく確率も高くなります。

図5-6 ｜ 誤ったコーディングを含んだ状態での箱ひげ図

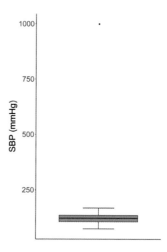

2. ヒストグラム (Histogram)

どんなグラフ？

箱ひげ図と並んで、**量的な変数において分布を表すときによく使用されているグラフ**です。量的な変数を細かい階級に分割し横軸に配置し、それぞれの階級に含まれる人数を縦軸にプロットするグラフです[16]。

このグラフは、正規分布に近い変数を描画する際には一般的に山のような形をとります。注目すべきポイントは、ピーク（頂上）の位置とそこからの裾の広がり（データのばらつき）です。さらに、その山からポツンと離れたところにデータがないか（外れ値がないか）を確認します。

ヒストグラム自体を論文の結果として示すこともありますが、統計解析前に探索的なデータ可視化として多く用いられています[35]。

実際にグラフを見てみよう！

箱ひげ図と同じ変数 SBP、TG についてヒストグラムではどのように表現されるか見ていきましょう（図5-7、図5-6）。

どのグラフも、横軸には変数の階級をとり、縦軸にはその階級に含まれる人数（度数）を取っています。

ヒストグラムに特徴的な階級ごとの棒を「ビン」と呼びます。どのグラフもこのビンを10本として描画しています。このビンの設定は、ヒストグラム描画の重要ポイントでもありますの

図5-7 | SBP のヒストグラム

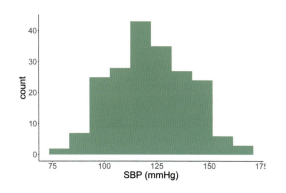

図5-8 | TG のヒストグラム

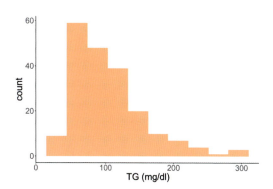

図 5-9 ｜ 3つのタイプのヒストグラム（左：正規分布、中央：双峰性、右：対数正規分布）

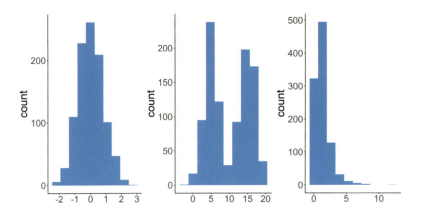

図 5-10 ｜ 同じ平均値、異なる標準偏差を持つ1,000個のデータのヒストグラム
　　　　　（左：標準偏差＝10、右：標準偏差＝30）

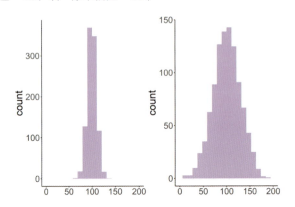

で、後ほど詳しく解説します。

このグラフから読み取れる情報としては、

①分布の形

医学データの解析でよく目にするのは、1）中央が高く左右対称に裾が広がっている正規分布型、2）2つの山がある双峰型、3）山が左右に偏りがあり裾が広がっている対数正規分布型の3つかと思います（図5-9）。

少し前に戻って図5-7を見ると、このグラフは正規分布に近く、収縮期血圧は、中央から両側に均等にデータが分布していることが分かります。

一方で、図5-8は対数正規分布（右に歪んだグラフ）に近い分布を示しています。この集団では中性脂肪は、ほとんどの人が基準範囲内でありながら、極端に値の高い（グラフの右端）人は少なからず存在することが分かります。

②裾の広がり方

　特に、正規分布を示している場合ですが、山の中央（平均値であり中央値でもある点）から裾の広がり方でデータのばらつき（標準偏差）を読み取ることができます。

　図5-10は、同じ平均値（100）、異なる標準偏差（10と30）を持つ1,000個のデータを示しています。左側には標準偏差が10を、右側には標準偏差が30の場合を示しています。

　この通り、標準偏差が大きい、つまりデータのばらつきが大きいと裾が広いグラフになります。一方で、データのばらつきが小さいと真ん中に集中したヒストグラムとなります。

③外れ値の有無

　データを確認し、外れ値を解析に用いるか決定する材料になります。外れ値の基準については多数あるため、詳しい説明は別の書籍に譲りますが、ヒストグラムを描くことで視覚的に捉えることができます。

　また、ヒストグラムを描くことで、箱ひげ図の「こんな風に使うのも良いね」でも示したように、データコーディングのミスに気づくことも可能にします。

ここに注意！

　ヒストグラムを描くときには、特に作成者によってデータを上手く表現できるか決まってしまいます。自分でデータの分布を確認する場合もこのポイントは重要になりますので、確認しておきましょう。

1. ビンの幅が極端な場合、その分布を反映しない

　ヒストグラムのビンの幅や数は作成者によって自由に変えることができます。しかし、この幅があまりにも小さい場合や大きい場合には、

図5-11 ｜ SBPのヒストグラム（ビンの数を3、10、30にした3つのパターン）

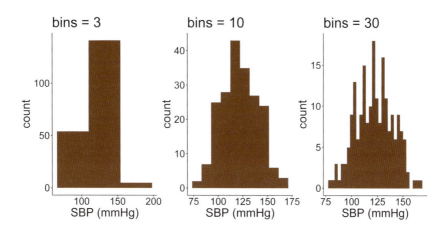

その分布を正確に把握することはできません[11,13,36]。図5-11を見ると、真ん中のグラフが分布を最も表現しているのが分かります。

適正なビンの数を求めるものとして、スタージェスの公式が提唱されています。その公式では、データ数が n である場合、階級数（ビンの本数）k は $1 + \log_2 n$ 程度にするのが良いとされています[37]。

R で実行するコード

今回は、サンプルデータの SBP（図5-7）についてヒストグラムを描いた場合のコードを下に示しています。

ヒストグラムの描画には、基本的に geom_histogram を使用します。この場合は、bins というオプションで、ビンの数が10個になるように指定しています。そのほかには、binwidth でビンの幅を指定する方法もあります。

```
1  ggplot(data, aes(x = SBP)) +
2    geom_histogram(bins = 10, fill = "#609966") +
3    theme_classic() +
4    labs(x = "SBP (mmHg)", y = "count")
```

こんな風に使うのも良いね！

集団全体の分布を把握するだけでなく、ヒストグラムでは特定の値よりも大きい（もしくは小さい）値をとる集団を可視化する時にも、図5-12のようにハイライトして表現することができます。

図5-12 ｜ 135 mmHg 以上の値を塗りつぶした SBP のヒストグラム（図5-7）

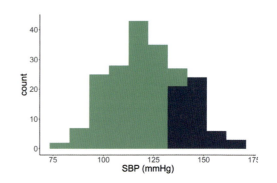

3. 密度プロット (Density plot)

どんなグラフ？

箱ひげ図やヒストグラムと同じように、**量的な変数において分布を表すときによく使用されているグラフ**です。この密度プロットでは観察したデータをもとに、カーネル密度推定という手法で連続的な分布を求め、それをグラフとして描いています[38]。

密度プロットを使用する主な目的は、ヒストグラムと同じく分布の確認ですが、ヒストグラムに比べて複数の集団における変数の分布を重ねて描くことに長けているため[39]、ある変数の分布を複数の集団間で比較するために用いられているのを論文中でも目にします[40]。

実際にグラフを見てみよう！

図5-7、図5-8でヒストグラムとして示したSBPとTGの2つの変数について、今回は密度プロットを描いてみます（図5-13、図5-14）。

ヒストグラムと同様に、横軸には連続的な変数をとっていますが、縦軸には確率が含まれています。この確率は、密度プロット内の塗りつぶされた面積の総和が1になるように設定されています。

縦軸の解釈として、図5-15のような場合を考えてみたいと思います。この図では、図5-12と同じ密度プロットを用いて、SBPが135 mmHg以上の部分を塗りつぶしています。この領域に含まれる割合を別途計算すると0.268となり、全体のデータの26.8%が含まれることが分かります。このように、横軸の一定の間隔に含まれるデータの割合を求めるときに縦軸の確率を使

図5-13 ｜ SBPの密度プロット

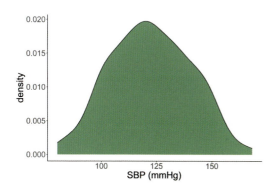

図5-14 ｜ TGの密度プロット

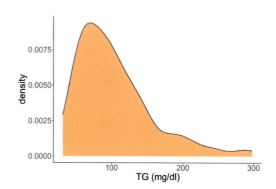

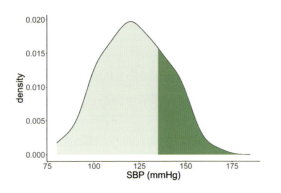

図 5-15 | 図 5-12 で SBP が 135 mmHg 以上の部分を塗りつぶした密度プロット

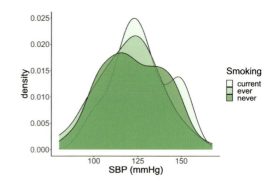

図 5-16 | 喫煙習慣ごとに層別化した密度プロット

用していきます。

　前述のヒストグラムでは各階級のエッジが邪魔をするので、重ねて描画することを苦手としています。しかし、密度プロットではエッジに

よる視覚的な影響は少なく、塗りつぶし色の透過率を調整することで、複数の集団のグラフを重ねて描くことが可能になります（図5-16）[39]。

ここに注意！

　ヒストグラムと類似して、密度プロットではビンの幅を調整することで見え方の異なるグラフになります。その他にも注意すべきポイントがあるので見てみましょう。

1. ビンの幅が極端な場合、その分布を反映しない

　密度プロットはビンの幅を作成者によって自由に変えることができます。これはヒストグラムと同様の考え方で、設定したビンの幅があまりにも広い場合や狭い場合には、その分布を正確に把握することはできません[11]。図5-17を見ると、真ん中のグラフが分布を最も表現してい

るのが分かります。

　適正なビンの幅を求めるものとして、さまざまな方法が提唱されていますが[41,42,43]、Rではシーザーらによって提唱された方法をデフォルトに使用しています[41]。

2.「重ねることに長けている」といっても重ねすぎると情報が読み取れないその分布を反映しない

　前述の通り、密度プロットはヒストグラムよりも重ねて描くことには優れている点を紹介しました。しかし、実際に複数の密度プロットを重ねて描いてみると視認性は低下します[11]。こ

図 5-17 | SBP の密度プロット（ビンの幅を 1/5 倍、デフォルト、5 倍にした 3 つのパターン）

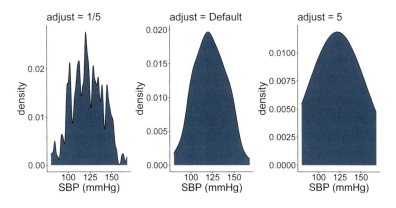

図 5-18 | 図 5-16 と同じデータを使用したリッジラインプロット

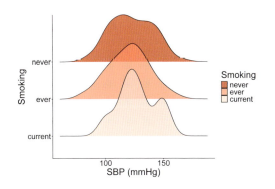

図 5-19 | `facet_wrap` 関数で密度プロットを重ねないように表示した図 5-14

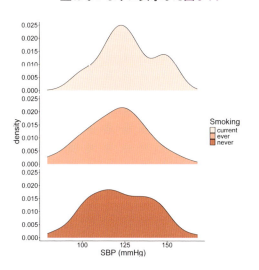

のように、複数の領域が重複する密度プロットを改善する方法として、1）リッジラインプロットを描く方法と2）密度プロットを個別に並べて表示する方法があります。

リッジラインプロット（Ridgeline plot/Joyplot）は、密度プロットを少しズラして描いていきます。図 5-16 をリッジラインプロットで描いたものを図 5-18 に示します。ご覧の通り、それぞれの喫煙習慣に該当する3つの群のSBPの分布が非常に分かりやすくなっています。

次に、密度プロットを個別に表示していた方法を図 5-19 に示しています。この図でも各喫煙習慣における SBP の分布がはっきりと確認できます。さらに、リッジラインプロットと比較して、一変量の密度プロットと同じように、それぞれの値の取り得る確率を縦軸で確認できる点が優れています。

Rで実行するコード

今回は、サンプルデータのTG（図5-14）の密度プロットと喫煙習慣で層別化したSBP（図5-18）のリッジラインプロットを描いた場合のコードを下に示しています。

密度プロットの描画は、ggplot2に含まれるgeom_density関数で実行できます。この場合は、bwというオプションでビンの幅が指定できます。今回は、デフォルトのまま描画します。

```
1  ggplot(data, aes(x = TG)) +
2    geom_density(fill = "#FDAE61") +
3    theme_classic() +
4    labs(x = "TG (mg/dl)", y = "density")
```

リッジラインプロットは、ggridges パッケージの geom_density_ridges 関数を使用して描くことができます（4行目）。3行目の aes 内

のxには密度プロットを描きたい変数を、yには層別化する変数を指定します。その他に特別なコマンドは必要ありません。

```
1  library(ggridges)
2
3  ggplot(data, aes(x = SBP, y = Smoking, fill = Smoking)) +
4    geom_density_ridges(alpha = 0.7) +
5    scale_fill_brewer(palette = "Reds",
6                      breaks = c("never", "ever", "current")) +
7    theme_classic() +
8    labs(x = "SBP (mmHg)", y = "Smoking")
```

こんなグラフもあるよ！

バイオリンプロット（Violin plot）

バイオリンプロットとはその名の通り、バイオリンのような形を描くグラフです（分布によっては、そう見えないパターンもあります）（図5-20）。箱ひげ図と同じく、量的な変数の分布を示すために用いられます[34]。

簡単なデータのばらつきについて情報を得たい場合には箱ひげ図で十分ですし、詳しくそのデータの分布について知りたい場合にはバイオリンプロットやジッタープロットが推奨されます。一方で、バイオリンプロットやジッタープロットから要約統計量を実際の値として読み取ることは難しくなります。

最終的な解決策としては、それぞれの長所と短所を把握して、表現したい情報に適したグラフを選択することが必要になるのです。

図5-20 ｜ バイオリンプロット
　　　　（左：収縮期血圧、右：中性脂肪）

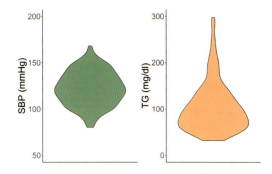

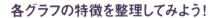

各グラフの特徴を整理してみよう!

　第5章で扱った連続変数（一変量）のグラフについては、次に示すように多くの選択肢がありますが、各グラフの特徴（長所と短所）を知って、より効果的な可視化を選択しましょう。

1．利用可能なグラフ

　下記に示す9つのプロットが主な可視化手法になります。ほとんど5章で登場しています。レインクラウドプロットは最もモダンな手法の一つで、箱ひげ図、ジッタープロット、密度プロットを組み合わせた「全部のせ」のグラフです（後述）。リッジラインプロットやレインクラウドプロットは、性別など複数のグループ間で連続変数を比較する場合に多用されます。

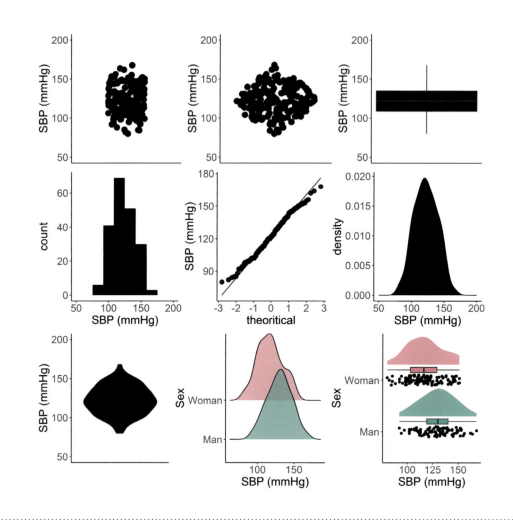

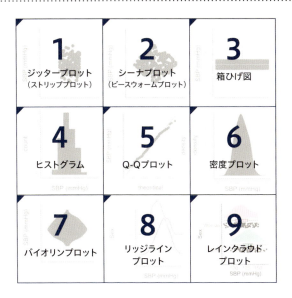

2．目的別グラフの種類と特徴

9つの可視化手法について、1）分布の可視化、2）要約統計量の可視化、3）生データの可視化、4）複数グループの可視化（比較）の4つの観点からそれぞれの特徴を整理したいと思います。

基本的な考え方として、分布を示す可視化と生データを示す可視化は、それぞれ相反する性質を持っています。例えば、ストリッププロットは分布を示すことは得意ではない一方、生データを示すのには優れています。それに対し、密度プロットは全体の分布を示すことを得意とする一方で、各データの値を確認することはできません。

連続的な変数の重要な情報として要約統計量があります。これは、箱ひげ図が最も簡単に把握することができます。ただし、多くの可視化法では元々のグラフに後から付加することができます。

最後に、複数のグループで分布もしくはデータを比較するという用途があります。基本的には、比較の際にグループを重ねて描く場合と横にグループを並べて描く場合がありますが、より近接して描くことができるリッジラインプロットが最も相性が良いです。それ以外の多くの可視化手法で比較的問題なく実行されますが、Q-Qプロットやヒストグラムで複数のグループを比較するためには工夫が必要です。

	分布	要約統計量	生データ	複数のグループ
ストリッププロット	△	○（場合による）	◎	○
シーナプロット	◎	○（場合による）	◎	○
箱ひげ図	○	◎	△	○
Q-Qプロット	◎	△	△	△
ヒストグラム	◎	△	△	△
密度プロット	◎	○（場合による）	△	○
バイオリンプロット	◎	○（場合による）	△	○
リッジラインプロット	◎	○（場合による）	△	◎
レインクラウドプロット	◎	◎	◎	○

◎ - 最適、○ - 適している、△ - 難しい

3．それで結局どれを使うか？

重要なことは、1）目的に応じて使い分けること、2）複数の手法を組み合わせることです。例えば、サンプルサイズが十分な場合は生データを示す必要が少ないですし、双峰性のデータでは要約統計量を示しても伝わる情報が少ないです（場合によっては、ミスリーディングになる可能性すらあります）。

その観点からも、異なる特徴を持つ可視化手法を組み合わせることでデータから得られる情報を相補的に示すことができます。図5-5に示した箱ひげ図＋ジタープロットは、要約統計量と生データの両者を兼ね備えた万能タイプのグラフです。

さらに、レインクラウドプロットは、箱ひげ図とジタープロットに密度プロットを加えた可視化表現です（図5-21）。これによって、分布＋要約統計量＋生データの全ての情報を盛り込んだグラフが完成します。唯一注意が必要なこととして、複数のグループを比べるときの情報が多くなることでしょうか。Rでは`ggdist`パッケージや`raincloudplots`パッケージで実装できます。

図5-21 ｜ レインクラウドプロットで描いた図5-19

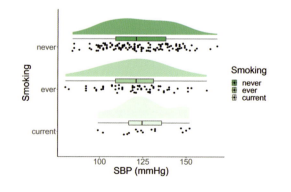

第6章 データタイプ6（量的な変数・二変量）

【 このデータタイプに適したグラフ 】

- 散布図
- 折れ線グラフ
- 面グラフ

学　生　散布図は、2つの量的な変数をプロットして相関関係を見るグラフですね。折れ線グラフと面グラフは、どちらも似たようなグラフですよね。時間とともに変化する値を表示・比較する印象があります。少しデータ分析に触れたことがあるので、どのグラフも見たことがあります。

Dr.グラフ　その通りですね。散布図については、より実践的なデータ解析に近いグラフだと思います。論文や学会発表でも掲載することがあると思います。実践に即して、注意点や描く方法を勉強していきましょう。
折れ線グラフと面グラフは、横軸に時間を取ることで、対象とする量的な変数の時間に従った変化を示すことに優れたグラフです。特に、折れ線グラフは棒グラフや円グラフと同じく馴染みのあるグラフだと思いますが、もう一度整理してみましょう。

【 この章で使用するデータ 】

この章では、サンプルデータの一部を抜粋したものを使用していきます（**表6-1**）。

表6-1 ｜ サンプルデータの抜粋

ID	Month	SBP	HDLC	LDLC	Cre	FBG
1	October	120	57	119	0.89	104.1
2	February	162	48	147	0.76	87.0
3	February	113	77	164	0.50	78.3
4	September	122	47	100	0.88	106.4
5	May	144	82	128	1.04	90.2
…	…	…	…	…	…	…

Month、SBP、HDLC、LDLC、Cre、FBG の列には、それぞれデータを収集した月、収縮期血圧（systolic blood pressure: SBP, mmHg）、HDL コレステロール（high-density lipoprotein cholesterol: HDLC, mg/dl）、LDL コレステロール（low-density lipoprotein

Part 3 量的な変数のグラフ　　115

cholesterol: LDLC, mg/dl)、クレアチニン（creatinine: Cre, mg/dl）、空腹時血糖（fasting blood glucose: FBG, mg/dl）の情報が格納されています。

　この章では、この中から2つを取り上げて、その変数どうしの関係について扱っていきます。

1. 散布図（Scatter plot）

どんなグラフ？

　散布図は、**2つの量的な変数の関係を表すグラフ**として用いられています。x の値に対して、y がどのような値を取っているかプロットするだけで作成できます。このグラフによって、x と y は線形な関連（直線）を示すのか、より複雑な非線形な関連を示すのか、そもそも関連はないのか素早く把握することができます[44]。

　医学データでも、2つの連続データの関連を示すときに良く使用されます。連続データの解析の第一歩であり、論文や学会発表の基礎的な資料になることが多いグラフです。例えば、患者の血圧値を x 軸に取り、血糖値を y 軸に取ることで、血圧と血糖の関連を視覚的に理解できます。

　散布図は、統計解析の中でも相関係数（correlation coefficient）や回帰係数（regression coefficient）と非常に密接な関係がありますので、セットで理解しておきましょう。

実際にグラフを見てみよう！

　今回は、Cre、HDLC、FBG の 3 つの変数を使って、2 つの組み合わせ（HDLC と Cre、FBG と Cre）を描画していきます（**図 6-1**、**図 6-2**）。

　どちらも y 軸に Cre をとり、x 軸にはそれぞれ HDLC と FBG を取っています。

　図 6-1を見ると、プロットが右下がり（左上がり）になっていることに気づきます。それにより「HDLC が高い人は Cre が低い」[1]という傾向が読み取れます。また、「HDLC が低い人は Cre が高い」という解釈もできます。このような関連を負の相関といいます。負の相関と反対に、右上がり（左下がり）の分布を取っている関連を正の相関といいます。

　次に、**図 6-2**を見ると、全体的に散らばった分布を示しています。このような分布を示すグラフでは、x と y の値に関連は見られないと考えられます。

　散布図は、場合によって、**図 6-1**のような直線的な関連ではなく U 字型の曲線など非線形な関係を描くこともあるので、十分に注意して散布図を読み取りましょう。

---

[1]　「HDL コレステロールが高くなると、クレアチニンは低くなる」というのは、間違った解釈です。あくまで、「低い」というのは状態であって、「低くなる」というのは時間的な変化を含んでいます。今回は、一時点の HDL コレステロールとクレアチニンの関係なので、それぞれの状態を関連として示しているだけです。

Part 3　量的な変数のグラフ　117

図6-1 | HDLCとCreの散布図

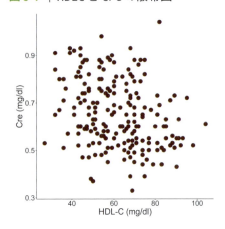

図6-2 | FBGとCreの散布図

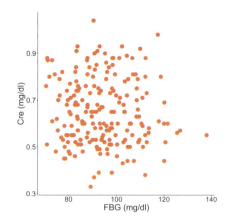

ここに注意！

散布図に関しては、統計学的にも議論されている重要な注意点がいくつかあります。

1. グラフの縦横比に注意する

散布図は、縦横比を変えると、分布に対する印象を著しく歪める可能性があります。図6-3で示したように縦横比を極端にすると、相関を誇張したり、逆に相関がないように見えてしまうことがあります[6]。

このような誤った情報を届け、誤った解釈を避けるためにも、散布図は可能な限り1:1に近い（正方形に近い）比率で出力することが一つの対策になると思います。

2. 点の重なりが大きい場合は分布が見えにくい

散布図はデータ数（対象とする集団の人数）が多くなれば、描かれている点が多くなります。そうなると、点と点の重なりが多くなります。

最終的には、本来見るべき分布が見えづらくなるという結末に至る可能性があります（図6-4）。この問題の解決策として、次に示す3つの方法を紹介します[45]。

この問題の解決策の1つとして、散布図を描画するときに、塗りつぶしの透過率を上げることがあります（図6-5）。これによって、点が重なっている部分は濃い色で、そうでない部分は薄い色で表現されるようになるので、どこに点が集中しているかある程度把握できます。今回も12時、3時、6時、9時の方向に4つの分布が見えます。

もう1つの解決策として、散布図のプロットサイズを小さくすることがあります（図6-6）。そうすると点と点が重なっている部分の面積が小さくなるので、それぞれの点の散らばりが把握しやすくなります。

プロットのオプションを変更する解決策以外には、等高線プロット（Contour plot）があります（図6-7）。この等高線は、第5章の密度プロットと同じように、プロットされたデータから2次

図6-3 | 図6-1の縦横比を変更したHDLCとCreの散布図（左：2:1、右：1:2）

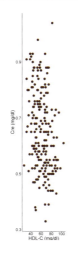

図6-4 | ある10,000人分のデータをプロットした散布図

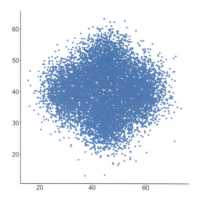

図6-5 | 不透明度を80％に変更した図6-4

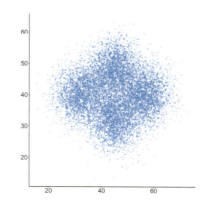

図6-6 | 点のサイズを元の30％に変更した図6-4

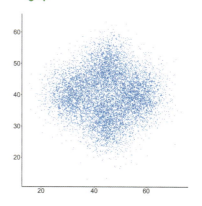

元のカーネル密度推定によって計算された線です。デフォルトでは、線を使用しますが、色を使って塗り分ける等高線プロットなどもあります。等高線プロットは、細胞の種類やその数などを解析するフローサイトメトリーという細胞生物学の測定法の結果や非線形な関係を仮定した統計解析の結果を解釈するときに、よく目にするグラフの一つでもあります。

図6-7 | 等高線プロット(左)と特定のグループごとに塗り分けた図(右)

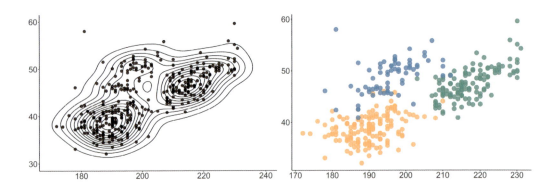

3. サブグループが隠れている

図6-1について、負の相関があるということを前に述べました。しかし、本当の意味で、HDLコレステロールとクレアチニンに関連はあるでしょうか。

「関連がある」には、いくつかのケースが考えられるのですが、その中でも背後に特定の因子が介在していることがあります。つまり、ある変数AがHDLコレステロール値とクレアチニン値のどちらにも関連し、その2つの変数が「あたかも」関連しているように見せているだけかもしれないということです。

疫学では、よく飲酒と肺がんとの関連があるようにみえるのは、喫煙が両者に関連しているからである（たくさん酒を飲む人はたくさんタバコを吸うし、たくさんタバコを吸う人は肺がんになりやすい）という事例がよくあります。このような状況を交絡といい、喫煙のような変数を交絡因子と呼びます[46]。

図6-1の例でも、性別という交絡因子が隠れています。男女別に色分けして散布図を描くことで分かります（図6-8左）。

つまり、HDLコレステロールは女性の方が全体的に高く、クレアチニンは男性の方が全体的に高いということです。前述の図6-1では、集団全体として散布図を描いて関連があるように見えていましたが、図6-8のように交絡因子で集団を層別化して散布図を描くと、2つの変数について異なる関連性が見えてきます。

このように、集団全体の相関とその集団を分割した集団での相関が異なることをシンプソンのパラドックス（Simpson's paradox）と呼びます。これは、1951年にイギリス人の暗号解読者であるエドワード・ヒュー・シンプソン（Edward H Simpson）と同じくイギリス人の統計家であるウッドニー・ユール（Udny Yule）によって提唱された概念です[47]。

このような場合には性別で層を分けて（＝層別化して）、グラフを描いたり解析を行ったりすると複数の因子の関係がよく分かります。今回は、HDLコレステロールとクレアチニンについて、性別で層別化すると印象が変わりました（図6-9）。

図6-8 | 性別で色分けして描いた図6-1(左)とそのイメージ図(右)

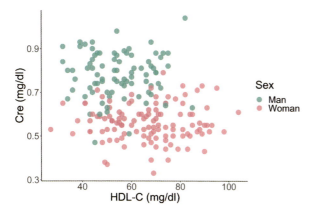

図6-9 | 女性(左)と男性(右)に分けた散布図

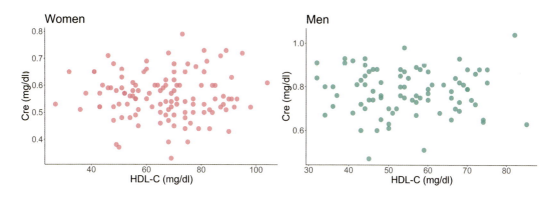

4. 全く分布の異なる散布図でも、同じ相関係数をとる

　最後に、図6-10をご覧ください。非常にユニークな6つの散布図が描かれています。実は、どれも相関係数（直線性を仮定した場合の2つの変数間の関連の強さ）が-0.6になる散布図です。実際のデータではこのような分布をとることはほとんどありませんが、これらの散布図は、「相関係数だけで2つの連続量どうしの関連を想像することは非常に危険である」ことを示唆していま

す。つまり、数字だけでなく分布を可視化し、観察することの重要性を説いているわけです。

　図6-10のようなことは1973年にアメリカの統計学者フランク・アンスコム（Frank Anscombe）によって、アンスコムの例（Anscombe's quartet）として提唱されました[48]。近年は、アメリカのマイアミ大学のアルベイト・カイロ教授によって、データザウルス（datasaurus）のデータセットとして公開されています[49]。今回は、Rの *datasauRus* パッケージを使用して、データを取得し描きました。

図6-10 | データザウルスデータセットのプロット

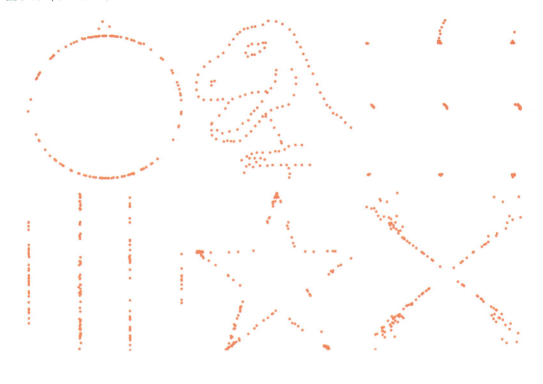

Rで実行するコード

今回は、サンプルデータのHDLCとCreの散布図（図6-1）、さらに性別で色分けした散布図（図6-8）についてコードを下に示しています。

散布図の描画には、基本的に`geom_point`関数を使用します（2行目）。

```
1  ggplot(data, aes(x = HDLC, y = Cre)) +
2    geom_point(size = 5, color = "#622d18") +
3    theme_classic() +
4    labs(x = "HDL-C (mg/dl)", y = "Cre (mg/dl)")
```

基本的に散布図の色分けをする時には、aes の color オプションを使って色分けしたい質的な変数(今回は Sex)を指定するだけで十分です。

scale_color_manual（5行目）で、別途性別のプロットの形と塗りつぶしの色を指定しています。

```
1    ggplot(data, aes(x = HDLC, y = Cre, color = Sex)) +
2      geom_point(size = 5, alpha = 0.8) +
3      theme_classic() +
4      labs(x = "HDL-C (mg/dl)", y = "Cre (mg/dl)") +
5      scale_color_manual(values = c("#2a9d8f", "#DB7093"))
```

2. 折れ線グラフ (Line graph/Line chart)

どんなグラフ？

折れ線グラフは、**量的な変数の変化を表すグラフ**として用いられています。特に、量的な変数が時間の経過とともにどのように変化するか示す場合によく使用されます。

横軸には順序のある変数を配置し、それに対応する値をグラフ上に取っていきます。この点を直線で繋ぐことで折れ線グラフが作られます。

医学データでも、とりわけ時間の変化とともに記録されているデータ（時系列データ）の可視化に使用されます。2020年初頭から、世界的に大流行した新型コロナウィルス感染症（COVID-19）の新規感染者数や死亡者数（7日平均値）のグラフにヒストグラムと共に折れ線グラフが用いられているのを目にします[50]。

このように、時間とともに変化するデータをy軸に配置した折れ線グラフを描くことで、データの周期性や季節性、傾向性（トレンド）やノイズも可視化できます[1]。

実際にグラフを見てみよう！

今回は、データを収集した月（Month）とその月の対象者の収縮期血圧（SBP）の平均値をプロットしてきます（**図6-11**）。

ご覧の通り、Monthについては質的な変数ではありますが、順序（1月から12月）があるので今回はこちらをx軸に使用します。y軸には、量的な変数であるSBPをその月間の平均値として表現したものをプロットしています。

SBPの平均値を月ごとに線で結ぶことで折れ線グラフを作成することができます。このグラフでは、それぞれのデータを点としても表現しています。まずは、折れ線グラフの鉄則として、時間の流れ（多くの場合は、左から右）に従った規則性を確認していきましょう。

グラフを見てみると、1月に収集した集団で最も低い値をとり、1～7月と7月～12月の期間は、山のような形を描いているのが分かります。また、全体的に見ると、少し右上がりの傾向が見て取れます。

---

[1] 折れ線グラフを応用したグラフとしてパラレルプロット（Parallel coordinate plot）があります。このグラフでは、x軸に時間データではなく、複数の量的な変数を配置しており、変数のパターンを比較することができます。

図6-11 | MonthとSBP（平均値）の折れ線グラフ

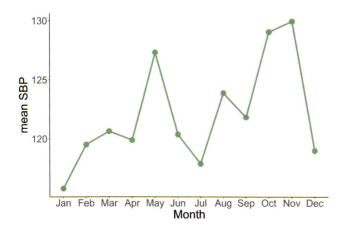

ここに注意！

折れ線グラフに関しては、グラフの描画・表示方法に関する重要なエッセンスが詰まっています。裏を返すと、折れ線グラフの作成でこれらを意識しないと、間違った印象を相手に与えてしまう可能性があります。

1. y軸の範囲に注意する

これは、棒グラフ（第1章）でも紹介した注意点と同じものです。図6-12は、図6-11のy軸の始まりを0にしたグラフです。図6-11と比較すると、図6-12の折れ線グラフは変化が乏しいように見受けられます。

このように、y軸の始まりを変化させることで折れ線グラフの変化幅も大きく変わってしまったように見えます。今回のように、y軸の範囲を広げると、折れ線グラフの変化は小さくなっているように見えます。

「グラフの始点は全て0にするべき」と1954年にダレル・ハフが著書「How to Lie With Statistics」で述べています[51]。しかし、前述のアルベルト・カイロは棒グラフや面グラフのように「長さ」や「高さ」を可視化の情報として使用している場合には、始点を0にするべきだが、折れ線グラフはあくまで「変化（線の傾き）」を示すものであり、その変化を誇張し過ぎない程度に縦軸を変えることは許容されるべきとも述べています[8]。

また、ある基準値に対する比を折れ線グラフとして示すものもあります。図6-13の場合では、集団全体の収縮期血圧の平均値（122.29 mmHg）を1として、それに対する各月の平均値を比として表記しています。これにより、y軸の開始点を0にするという決まりごとに縛られる必要は無くなります（図6-13）。

いずれにしても、折れ線グラフの変化を意図的に大きくなるように見せることは、誤解を招く可能性があるので注意を払いましょう。

図 6-12 ｜ y軸を0からスタートするように変更した図6-11

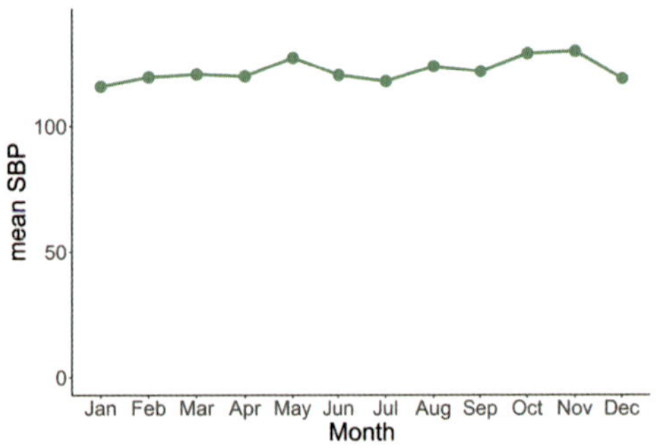

図 6-13 ｜ 集団全体のSBPの平均値（122.29 mmHg）を1として表示した図6-11

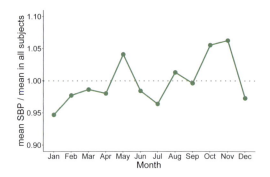

図 6-14 ｜ 縦横比1:1で出力した図6-11

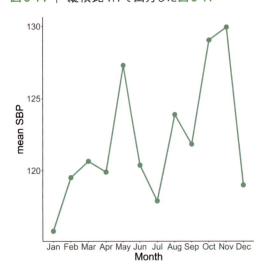

図 6-15 ｜ 縦横比1:4で出力した図6-11

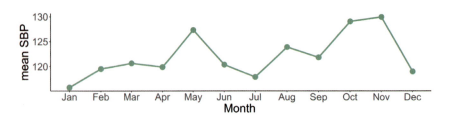

2. グラフ出力の縦横比に注意する

これも１．と同じように、折れ線グラフの重要な情報になる「変化」の幅を大きく変えてしまうため要注意です[8,11]。

元々の図6-11は縦横比2:3で出力していますが、図6-14と図6-15では、それぞれ1:1、1:4で出力したグラフになっています。

ご覧の通り、図6-14では縦方向の変化が大きくなっているのに対して、図6-15ではその変化が分かりづらくなっています。グラフの縦横比を変化することは、グラフの印象をこれほど大きく変えてしまいます。作成した折れ線グラフを学会発表で使用したり、論文に掲載したりする時には、縦横比を意識して提示するようにしましょう。

3. 多くの変数を描画すると見えづらくなる

これまでは１つの変数（血圧）のみを対象に折れ線グラフを描いていましたが、実際には複数の折れ線グラフを同時に描くことが想定されます。図6-16は、人口動態統計（厚生労働省）の資料をもとに作成したわが国における男性のがんの部位別年齢調整死亡率（1950～2017）を可視化したものになります。

図6-16のように折れ線の数が増えると、それぞれの折れ線がどの要素を示しているか分かりにくくなります[13]。折れ線グラフを描いて、同様の経験をした人も多いのではないでしょうか。このように複数の折れ線グラフが複雑に入り組んでいるものを「スパゲッティチャート」や「スパゲッティプロット」と呼びます。

このスパゲッティプロットに対する改善方法として、それぞれの線に色をつけたり、線の種類を変えたりすることで基本的には対応できると思います。ただし、折れ線の数が増えると、視認性はなかなか改善しないことが想像されます。

今回は、この問題を改善する方法を３つ提示したいと思います。１つ目は、注目する折れ線のみをハイライトする方法です。図6-17のように提示することで、複数の折れ線から特定

図6-16 | わが国のがんの部位別年齢調整死亡率＜男性＞を示した折れ線グラフ

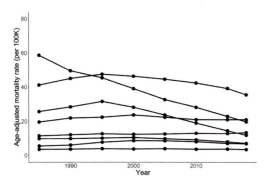

図6-17 | ある１つのグループをハイライトした折れ線グラフ

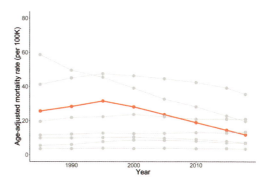

の折れ線だけに注目させることができます。一方で、そのほかの折れ線については視認性が著しく低下するので注意が必要です。最近は、`gghighlight`という便利なパッケージによっても実装できるそうです[52]。

2つ目の改善策として、1つのグラフに描かれた複数の折れ線グラフを個別のブロックに分けて単独の折れ線グラフとして描画する方法です（図6-18）[8]。このように分割して描くことで、それぞれの要素（今回はがんの部位）において、どのような傾向があるか、どの程度の数値を取っているかを視認することができます。ただし、同じ1つのグラフに描かれているわけではないので、どこか一時点の値（例えば、2000年の値）についてそれぞれの要素間で大小関係を比較するのは難しくなります。ちなみにRの`ggplot2`では、`facet`や`facet_wrap`という関数を使用することでこのような分割したグラフの作成を実行できます。

3つ目の改善策としては、インタラクティブなグラフにすることです。図6-16のような静止画ではなく、カーソルを持っていくとその要素の種類や値を示してくれるグラフを作成することです。

図6-18 ｜ 複数の折れ線グラフを個別のブロックに分けたグラフ

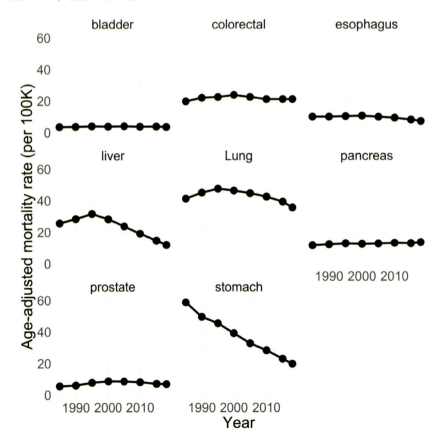

図 6-19 | 図 6-11 を描いたデータをもとに作成した箱ひげ図

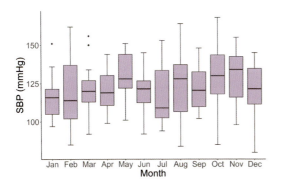

図 6-20 | エラーバーを示す機能として標準偏差を表示した図 6-11

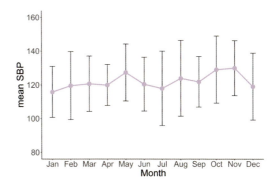

4．データの分布は見えづらくなる

対象となる時点の値が一つであれば問題ありませんが、複数の時点で取ったデータを1つの時点にまとめるとデータの分布が見えづらくなります。

例えば、1月15日の全国のインフルエンザ感染者数といえば、「〇〇人」と1つの数字で表記できます。しかし、1月の全国のインフルエンザ感染者数となると、「総数△△人」もしくは「1日平均××人」などデータも要約して表記することになります。

上の例のように、対象となる期間（1月）に複数のデータ（1日から31日までのデータ）を取っている場合では、31日分の情報を1つに圧縮してしまうので、データの分布は表現できなくなります。この点についてはどのグラフでも注意が必要ですが、分布の情報がどうしても必要であれば、第5章で学習した箱ひげ図やバイオリンプロットを使用する方法があります（図6-19）。また、場合によっては、折れ線グラフにエラーバーとして標準偏差や信頼区間を付して表記することもあります[53]（図6-20）。

R で実行するコード

図6-11で示したデータの収集月（`Month`）との月の対象者の収縮期血圧（`SBP`）の平均値との関係を描いた折れ線グラフのコードを下に示しています。

各月の対象者は複数いるのに対して、折れ線グラフでは各月に一つの値しかプロットできないので、その月の対象者の平均値（`SBP_m`）を計算して整理します。まずは、`Month`のラベル（表示）を3文字に変更します（1～5行目）。その後、`dplyr`パッケージの`group_by`によってグループ分けをした後、`summarise`を使用することで簡単に実行できます。

```
1   data <- data |>
2     mutate(Month = factor(Month,
3                           c("January", "February", "March", "April", "May", "June",
4                             "July", "August", "September", "October", "November",
5                             "December"),
6                           labels = c("Jan", "Feb", "Mar", "Apr", "May", "Jun",
7                                      "Jul", "Aug", "Sep", "Oct", "Nov", "Dec")))
8   table <- data |>
9     group_by(Month) |>
10    summarise(SBP_m = mean(SBP))
11   table
```

```
12   Month  SBP_m
13   Jan    115.8000
14   Feb    119.5200
15   Mar    120.6471
16   Apr    119.9000
17   May    127.3077
18   Jun    120.3750
19   Jul    117.9000
20   Aug    123.8889
21   Sep    121.8333
22   Oct    129.0526
23   Nov    129.9474
24   Dec    119.0000
```

折れ線グラフの描画には、基本的に **geom_line**（2行目）を使用します。今回は、それぞれのデータを点としても表示しているので、**geom_point**（3行目）も併用しています。

```
1   ggplot(table, aes(x = Month, y = SBP_m, group = 1)) +
2     geom_line(linewidth = 1.5, color = "#609966") +
3     geom_point(size = 5, color = "#609966") +
4     theme_classic() +
5     labs(y = "mean SBP")
```

軸のスケールについて（対数スケールを使用すると…）

　これまでのグラフでは、我々が従来使用している算術スケール（arithmetic scale）を使用して描画してきました。ここで、対数スケール（logarithmic scale）の使用について紹介したいと思います。この対数スケールは、指数関数的な増減を伴う変数を描画する際に有効な可視化の技術になります。今回は、2021年8月現在も世界で感染流行が継続しているCOVID-19の拡大状況について、2020年1月16日～2021年3月15日までの1日のPCR陽性者数を2つのスケールを使って描いた例を表示していきます（図6-21）。

　個人的には、どちらのグラフも感染状況を把握するには重要な情報を提示していると考えています。左側の算術スケールを使用したグラフでは、「前日に比べて150人増加した」のように絶対数の増加を評価することができます。一方で、右側の対数スケールを使用したグラフでは「20日で10倍になった」のように増加率を評価することができます。

　対数スケールを使用したグラフでは、指数関数的な増加を直線的な増加として表現することができるのがメリットとされています。その理由は、1）未来の感染拡大を予測しやすい、2）他の地域などとの比較がしやすくなる、が挙げられます。

図6-21 ｜ わが国のCOVID-19のPCR陽性者数の推移[3]（左：算術スケール、右：対数スケール）

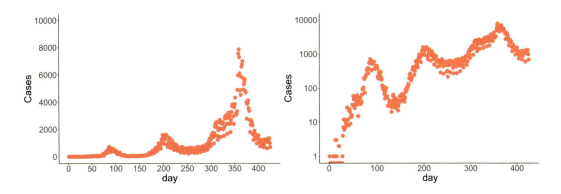

[3] 厚生労働省新型コロナウィルス感染症のオープンデータより作成（https://www.mhlw.go.jp/stf/covid-19/open-data.html）。

3. 面グラフ (Area chart)

どんなグラフ？

　折れ線グラフと同じく、**量的な変数の変化を表すグラフ**です。横軸には時間を取り、縦軸に観察対象の変数をプロットします。折れ線グラフとの違いは一目瞭然ですが、折れ線グラフとx軸で挟まれた領域を塗りつぶしている点です。

　実践的には、時間とともに複数の変数がどのように変化するかを積み重ねて可視化し、比較することに用いられています[54]。このような面グラフを積み重ね面グラフ（Stacked area chart）と呼んでいます。

実際にグラフを見てみよう！

　はじめに、折れ線グラフでも扱った変数MonthとSBP_m（SBPの月別平均値）について面グラフでも表現してみます（図6-22）。

　横軸にはMonthをとり、縦軸には各月に対応するSBP（平均値）をとって折れ線グラフを描いています。折れ線グラフとの違いはご覧の通り、折れ線よりも下の部分が全て塗りつぶされている点です。

　この違いによって、変化の情報に加えて量的な情報も伝えることができるようになっています。いまいち、ピンと来ない人は、図6-23を見てください。変化だけに注目した折れ線グラフ（右側上下）ではわからない量的な違いが面グラフ（左側上下）では一目瞭然です。これが面グラフの特徴です。

　上述の通り、面グラフは図6-22のように1つの変数を描画するよりも、複数の変数を対象とした面グラフを積み重ねて表示することが多くあります。その事例として、HDLコレステロールとLDLコレステロールの面グラフを積み上げて、全体が総コレステロールとなる面グラフを表示してみましょう（図6-24）。

図6-22 ｜ MonthとSBP（平均値）の面グラフ

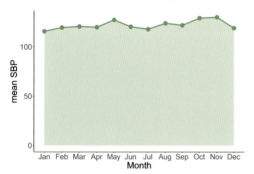

図 6-23 │ Month と SBP（平均値）の面グラフと折れ線グラフ〔上段：図6-9(左)と図6-1(右)、下段：図6-9のデータから80小さいグラフ(左)、図6-1のデータから80小さいグラフ(右)〕

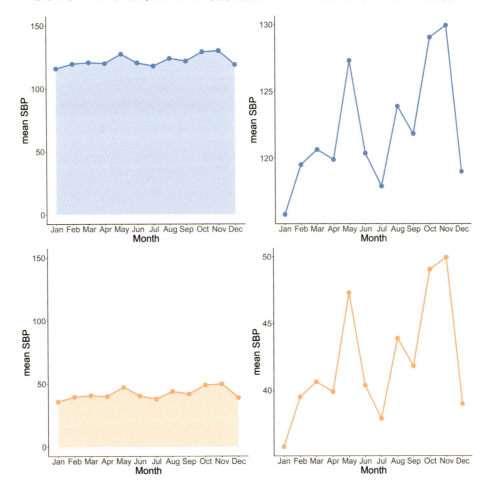

図 6-24 │ HDLC と LDLC を積み上げて作成した総コレステロールの面グラフ

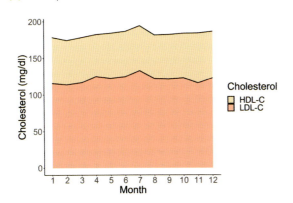

ここに注意！

折れ線グラフと似たグラフではありますが、塗りつぶしという面グラフの特徴を含めて描画の注意点を見ていきたいと思います。

1. 重なり合った面グラフは透過性やグラフの前後を調整する

折れ線グラフのスパゲッティプロットと同じく、複数の要素について面グラフを前後に描画すると重なりが複雑になって情報が読み取りづらくなります。

解決方法としては、面グラフの透過性を調整して、全部の面がわかるように提示する方法があります。それでも複雑で読み取るのが難しい場合は、折れ線グラフでも実践したようにggplot2の facet を使用して、分割したブロックに各要素の面グラフを描画する方法が良いと思います。

R で実行するコード

今回は、サンプルデータの Month と SBP_m との関連（図6-22）について面グラフを描いた場合のコードを下に示しています。描画する前の処理は、P.130と同じです。

面グラフの描画には、基本的に `geom_area` を使用します（2行目）。そのほかに、線や点の部分は、折れ線グラフと同じく `geom_line`（3行目）と `geom_point`（4行目）で追加されています。

```
1  ggplot(table, aes(x = Month, y = SBP_m, group = 1)) +
2    geom_area(fill = "#609966", alpha = 0.3) +
3    geom_line(linewidth = 1.5, color = "#609966") +
4    geom_point(size = 5, color = "#609966") +
5    theme_classic() +
6    labs(y = "mean SBP")
```

Part 3 量的な変数のグラフ

第**7**章 データタイプ７（量的な変数・多変量）

【 このデータタイプに適したグラフ 】
- バブルプロット
- ヒートマップ
- レーダーチャート

学　生　　どのグラフも名前は聞いたことがあるような、ないような…。いずれに
　　　　　　しても、しっかり学んだことはありません。「多変量」ということでデー
　　　　　　タ項目が多いときに使用できそうですが、どんなことに気をつけるか、
　　　　　　どんなデータに有効なグラフか勉強したいと思います。

Dr.グラフ　はい。「多変量」に適したグラフですから、多くの項目や個体のデータ
　　　　　　を収集できる現代の研究に適したグラフとも言えます。それに伴う注
　　　　　　意点もありますので、確認しましょう。

学　生　　いつの間にか、気づけばもう７章ですね。

Dr.グラフ　よくここまで頑張りました。もう一踏ん張りです。基本データセットの
　　　　　　プロットはこれが最後ですので、ラストスパートです！

【 この章で使用するデータ 】
　この章では、新たに用意するデータセット（prefecture.csv）とこれまでに用いてきたサン
プルデータの一部を抜粋したもの用意して、使用していきます（**表7-1、表7-2**）。

表7-1 │ バブルプロットに使用するデータセット

pref_no	pref_name	density	income_pop	mortality_ncds_pop
1	Hokkaido	68.6	2,589	633
2	Aomori	135.6	2,462	736
3	Iwate	83.8	2,760	739
4	Miyagi	320.5	2,987	545
5	Akita	87.9	2,420	792
...	...	...	...	...

2015年に実施された国勢調査の結果をもとに都道府県ごとに作成したデータです。density には、人口密度（人 /km^2）、income_pop には、1人あたりの所得（円）、mortatliy_ncds_pop には、生活習慣病による死亡数（人 /100万人）を示しています。

表7-2 │ ヒートマップとレーダーチャートに使用するサンプルデータ

ID	Gene_A	Gene_B	Gene_C	Gene_D	Gene_E
1	621.924399	38.7872892	360.863022	113.000931	26822.9418
2	1597.10693	78.63256	849.156425	56.8838708	59123.0996
3	566.991554	39.4369081	322.644928	107.701548	24838.0853
4	1942.3702	77.5835242	1017.01954	55.7759301	70748.6034
5	488.439364	40.8371283	296.229771	100.855613	22100.1371
...	...	...	...	...	...

Gene_A から Gene_E の列には、異なる遺伝子の発現量が格納されています。ここで、遺伝子の発現量というのは、ヒトの設計図と呼ばれる遺伝子から写し取られた産物であるRNA 量のことを指しています。この RNA の多くは、タンパク質へと翻訳され、体内でさまざまな役割を果たします。

この章では、このように 2 つ以上の量的な変数について取り上げて扱っていきます。

Part 3 量的な変数のグラフ 137

1. バブルプロット（Bubble plot）

どんなグラフ？

　バブルプロットは、**3つの量的な変数の関係を表すグラフ**として使用されます。このプロットを見て、スウェーデン人のハンス・ロスリング博士が2006年に TED トークで披露したアニメーション付きのバブルプロットを思い浮かべる人がいるかもしれません[55]。実は、バブルプロットを提唱したのは、前章の散布図（P. 117）で登場したアンスコムであり、当時は「triple scatterplot」として紹介されました[48]。

　このグラフは簡潔にいうと、散布図の拡張版です。散布図では、x と y がどのような関係にある

かを確認することが目的でした。バブルプロットでは、さらに z という3番目の値をプロットの大きさとして加えて表現しています[11]。

　医学の分野では、個人データを使用する例よりも地域を対象とした研究（生態学的研究）で活用されることが多くあります[56]。ここで紹介した文献のように、関連に興味のある2つの変数をそれぞれ縦軸と横軸に取って、その地域の人口をプロットの大きさとして表現することで3つの変数間の関係性を1つのプロットで把握する例があります。

実際にグラフを見てみよう！

　今回は、prefecture データを使用して、日本にある47都道府県の人口密度（density）、1人あたりの県民所得（income_pop）、100万人あたりの生活習慣病による死亡数（mortality_ncds_pop）の3つの変数を取り上げます。income_pop と mortality_ncds_pop をそれぞれ x 軸、y 軸に配置し、density をプロットの大きさとして、バブルプロットを描画していきます（図7-1）。

　図7-1を見ると、「income_pop が高い県は、mortality_ncds_pop が低い」という傾向が

あることがわかります。つまり、1人あたりの県民所得と生活習慣病の死亡率との間には、負の相関があるということが読み取れます。

　さらに、バブルプロットの特徴でもある3つ目の変数（density）に注目して、図7-1を確認してみたいと思います。全体的に mortality_ncds_pop の値が高いと、プロットの大きさが小さいように見えます。これは、mortality_ncds_pop と density の間に強い負の相関があることを示しています。

図7-1 | income_pop、mortality_ncds_pop、density のバブルプロット

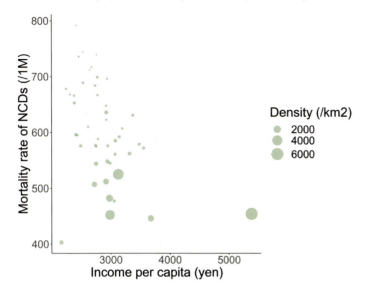

> ### ここに注意！

散布図よりも多くの情報を一枚に収めることができるのが大きな利点ではありますが、その一方でいくつかの問題点を抱えることになります。利点の裏にどんな注意点があるのか、チェックしましょう。

1. プロットの大きさ（3番目の変数）は情報として読み取りづらい

実際にバブルプロットを描いて、情報を読み取る段階でこの問題点に気づいた人もいると思います。冒頭から書いている通り、バブルプロットは散布図の拡張版なので、x軸とy軸に配置した変数間の関連がメインストーリーになります。

そこで、バブルプロットを使って3つの変数を示す場合には、興味のある2つの変数を横軸と縦軸に優先的に配置した方が良いということが推奨されています。

また、3つの関連（x軸 vs.y軸、x軸 vs. プロットの大きさ、y軸 vs. プロットの大きさ）を可視化する別の方法として散布図行列プロット（All-against-all scatter plot matrix）を紹介します（図7-2）。この図は、3つの変数の関連について総当たりで散布図を描き、それを行列のように表示したグラフになります。これにより解釈しづらい3番目の変数についても他の2つの変数との関連を可視化できます[11]。今回は、ggplot2との互換性の高い `GGally` パッケージで描きました[1][57]。

---

[1] Rで出力したものに一部（ラベルなど）付け加えたものを提示しています。

図7-2 | income_pop、mortality_ncds_pop、density の散布図行列プロット

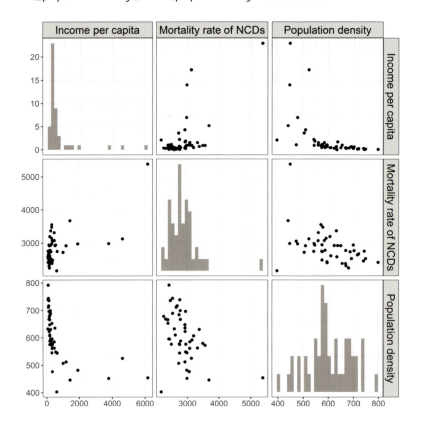

2. 凡例を表示する

　プロットの大きさが3番目の変数の値にどのように対応するかを示すために、凡例を必ず表示しましょう。図7-3では凡例のないバブルプロットを表示していますが、プロットの大きさが何を示しているか分からなくなっています。

　x軸およびy軸上の目盛りは、水平または垂直方向の値を評価する上で重要な情報であることは明らかですが、3番目の変数にとって、プロットの大きさと数値の対応を表示した凡例が目盛りと同じ役割を果たしていることが理解できたでしょうか。

3. 3番目の変数が正負の値を持つ場合は、ポイントの表示方法を工夫する

　3番目の変数が正負の両方の値を取る場合、プロットの大きさのみで表現することはできません。負の値を示すためには、その他の情報も追加して表示する必要があります。例えば、正の値をとるポイントを赤色で表示し、負の値をとるポイントを青色で表示する方法があります（P.30～31の発散的なカラースケールを参考にしてみましょう）。

図 7-3 | 凡例のないバブルプロット（図 7-1）

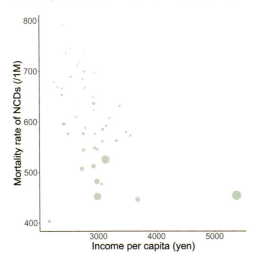

R で実行するコード

今回は図7-1で示した通り、`income_pop`、`mortality_ncds_pop`、`density`の3つの変数の組み合わせについて描いたバブルプロットのコードを下に示しています。

バブルプロットの描画には、散布図と同じ `geom_plot` を使用します。バブルチャートは散布図のプロットサイズを3つ目の変数の値によって変化させるので、aes 内に size というオプションで設定します（1行目）。

また、そのサイズの微調整については、3行目の `scale_size_continuous` を使用して行なっています。プロットの重なりなどを確認しながら調節しましょう。

```
1  ggplot(pref, aes(x = income_pop, y = mortality_ncds_pop, size = density)) +
2    geom_point(alpha = 0.5, color = "#609966") +
3    scale_size_continuous(range = c(0.1, 10), name= "Density (/km2)") +
4    theme_classic() +
5    labs(x = "Income per capita (yen)",
6         y = "Mortality rate of NCDs (/1M)")
```

2. ヒートマップ（Heatmap）

どんなグラフ？

　ヒートマップは、**複数の変数について各個人の値を 2 次元の行列として表現する**グラフです。値に従って異なる色の種類や濃淡を使用することで、全体の中で類似性を示すグループや変数があるかどうかを可視化します。

　ヒートマップは、収集・記録できる情報量が多い場合に、それらの大小関係や類似性などを一覧して目視したいという目的で開発され、

「Shaded matrix」と呼ばれていました[58]。

　経済学や環境学など多様な学問でも使用されていますが、医学の分野では、DNA マイクロアレイ[2]で測定された多数の遺伝子の発現量を赤色 - 白色 - 青色のグラデーションを利用して、個人（個体）ごとに表しているヒートマップが良く使用されています[59,60]。

実際にグラフを見てみよう！

　今回は、遺伝子 A から E までの 5 つの遺伝子（Gene_A から Gene_E）を想定して、ヒートマップを描画していきます（**図7-4**）。なお、今回は200人から50人をランダムに選んで描いています。

　まずは、横軸方向に 5 つの遺伝子が、縦軸方向に 50 人分のデータが並べられています。そのため、今回のヒートマップは、色が塗られた250（50行 5列）個のタイルとして捉えることができます。

　さて、このヒートマップは右側の凡例に示さ

れているように、それぞれの遺伝子ごとに標準化された値[3]が色の違いで表現されています。正の方向に大きい値は赤色、負の方向に大きい値は青色で示されています。

　また、ヒートマップを描くときにクラスタリング[4]を行い、類似した遺伝子や対象者が近くに並ぶように設定しています。その結果が、ヒートマップの上面と左面にデンドログラムと呼ばれる類似性を示すグラフとして表示されています。

　まずは、遺伝子（横軸）のクラスタリングにつ

---

[2] DNA マイクロアレイとは、基板上に設置された小さな区画を用いて、数百万個の遺伝子の発現量を網羅的に定量化する手法です。
[3] 標準化（standardization）とは、単位や範囲の異なる複数の変数についてスケールを統一する方法の一つで、平均を 0,分散を 1 とするスケーリングがよく用いられます。
[4] クラスタリング（clustering）とは、収集されたデータに基づいて集団を類似度でいくつかのサブグループに分類する手法で、探索的な解析によく用いられます。

いて確認すると、右側から① 遺伝子 D、② 遺伝子 E、遺伝子 C、遺伝子 A、③ 遺伝子 B の 3 つのパターンに分類されていることが分かります。

次に、対象者（縦軸）のクラスタリングについて確認すると、上から① 遺伝子 E、遺伝子 A、遺伝子 C が高い群、② 遺伝子 B が高い群、③ 遺伝子 D が高い群となっています。

このように、クラスタリング手法を組み合わせて可視化することで、集団の中に複数の特徴を持つ群を発見することができます。

図7-4 │ Gene_A から Gene_E のクラスターヒートマップ

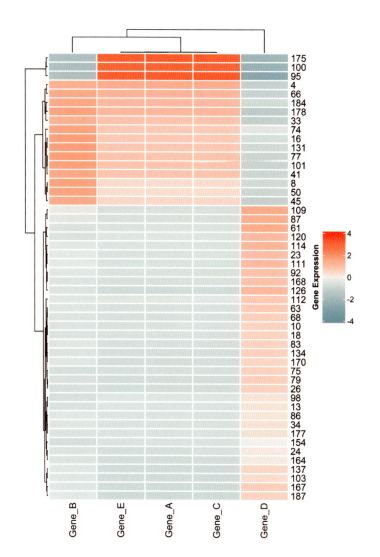

> ここに注意！

ヒートマップでは、単位も範囲も異なる多くの変数を一枚に収めることが出来ます。それに伴って問題点がいくつか生じてきます。その内容をチェックしましょう。

1. 変数や個人を配置する順番に注意する

ヒートマップでは「パターン」が重要な情報になります。図7-4では、階層クラスタリングを実施して、遺伝子も個人も類似したものを近くに描いていたので、特定の集団を見つけることができました。

しかし、このクラスタリングを実施しないと、そのヒートマップからはパターンを読み取ることが極めて難しくなります（図7-5）。観測データに基づくクラスタリング、もしくは、既存の知識に基づく変数の整列など、共通性のあるものをなるべく近くに配置することでサブグループを発見しやすくなります。

2. 適切なカラースケールを選択する

ヒートマップの重要な情報になるのが、カラースケールです。この色の選択によって与える印象を大きく変えてしまうので、適切な色の選択とスケールの設定が必要になります。実際に、図7-4のカラースケール（青→白→赤）を（赤→白）にすると、図7-6で示したヒートマップになり、各マスの差異が認識しづらくなっています。

図7-5 | 階層クラスタリングを実施しない場合の図7-4

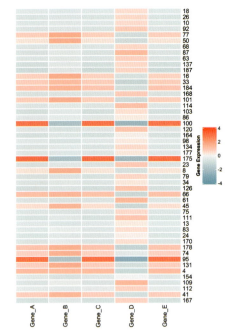

3. 各変数を共通のスケールで比較できるように変換する

前述の通り、単位や値の取りうる範囲が異なる変数を共通の土俵で比較できるようにはスケーリングすることが重要です。

図7-7には、今回対象とした5つの遺伝子を標準化していない場合のヒートマップを示しています。5つの遺伝子の中で、大きな値を持つGene_Eだけに赤色がついていて、それ以外の遺伝子は青色を示していることが分かります。

図7-6 | カラースケールを青→白→赤から赤→白に変更した図7-4

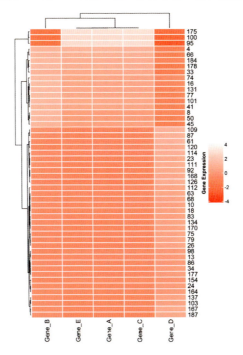

図7-7 | 各変数の標準化を行わなかった場合のヒートマップ

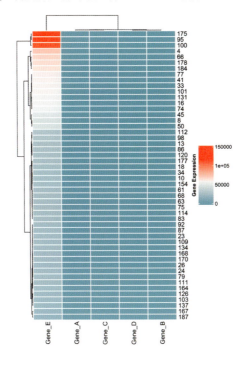

R で実行するコード

今回は**図7-4**で示した Gene_A から Gene_E の 5 つの遺伝子の組み合わせについて描いたヒートマップのコードを下に示しています。

ヒートマップの描画には、**ggplot2** の **geom_tile** 関数や **gplots** パッケージの **heatmap.2** 関数をはじめ様々な方法がありますが、1）階層クラスタリングが比較的簡易に実行できる、2）スケールの標準化も実行できる、3）描画のオプション設定が細くできる、という観点から

ComplexHeatmap パッケージの **Heatmap** 関数を使用します[59]。

今回は前処理の段階で、使用する変数について標準化を実施しています（5 行目）。ちなみに、1 行目の **set.seed** は再現性をもって乱数を発生させるときのコマンドで、これに基づいて 4 行目の **sample_n** で 50 人をランダムに選んでいます。

```
1   set.seed(20210306)
2   data_heatmap_base <- data |>
3     select(ID, Gene_A:Gene_E) |>
4     sample_n(50) |>
5     mutate_at(vars(Gene_A:Gene_E), .funs = ~ scale(.)) |>
6     column_to_rownames("ID") |>
7     as.matrix()
8
9   head(data_heatmap_base) #一部を表示
10          Gene_A      Gene_B      Gene_C      Gene_D      Gene_E
11   18 -0.5093718 -0.4666885 -0.4979984  0.5200507 -0.5077017
12   26 -0.6372806 -0.5528128 -0.6343836  0.5886025 -0.6391851
13   10 -0.5176484 -0.3970548 -0.4814223  0.5050841 -0.5194787
14   92 -0.6133361 -0.4831866 -0.6273427  0.8394409 -0.6106097
15   77  0.7658760  1.6257756  0.7443371 -0.9079950  0.7680563
16   50  0.3217082  1.5756918  0.3291832 -0.8866369  0.3225675
```

これで準備が完了しましたので、いよいよヒートマップを描画していきます。**colorRamp2**関数を使って、ヒートマップで重要な塗りつぶしの色のスケールを決めています（5行目）。

```
1  Heatmap(data_heatmap_base,
2          name = "Gene Expression",
3          col = colorRamp2(c(-4, 0, 4), c("#3B9AB2", "#EEEEEE", "#F21A00")),
4          rect_gp = gpar(col = "white", lwd = 2),
5          heatmap_legend_param = list(legend_height = unit(4, "cm"),
6                                      grid_width = unit(1, "cm"),
7                                      title_position = "leftcenter-rot"))
```

3. レーダーチャート（Radar chart/Spider web）

どんなグラフ？

レーダーチャートは、複数の変数（項目）を正多角形状に配置して量的な変数のパターンを表すグラフとして用いられています。その見た目から、英語圏ではクモの巣グラフ（spider web）や星グラフ（star chart）などさまざまな呼び方で呼ばれています。

レーダーチャートの主な特徴は、異なる集団間で取りうる変数のパターンを比較することです。医学データでは、複数の指標を円周に配置したレーダーチャートを採用し、異なる実験手法や対象集団でどのような違いがあるか比較する論文を目にします[62,63]。一方で、レーダーチャートは効果的ではない（less effective）と述べられている論文もあります[64]。

実際にグラフを見てみよう！

今回は、ヒートマップで用いた5つの遺伝子（標準化したデータ）について、喫煙習慣別にプロットしてきます（図7-8）。

ご覧の通り、正五角形の頂点に5つある遺伝子をそれぞれ配置しています。今回は、レーダーチャートは3つ重ねて描いていますが、喫煙習慣ごとにどのようなパターンの違いがあるか比較しています。

喫煙習慣の違いによって、5つの遺伝子の発現パターンにも大きな違いが見てとれます。例えば、現在喫煙している集団ではGene_A、Gene_C、Gene_Eの発現量が突出して高い値を示しています。過去喫煙していた集団では、Gene_Bの発現量が他の喫煙習慣よりも高いですが、どの遺伝子も平均程度の発現量であることが分かります。最後に、一度も喫煙していない集団では、Gene_Dの発現量が他の集団よりも高い値を示しています。

ヒートマップでも述べた通り、今回は遺伝子の発現量について標準化を行ってから描画しているので、スムーズに描画できています。

図7-8 | 遺伝子の発現量（中央値）を喫煙習慣別に描いたレーダーチャート

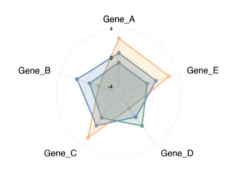

> ここに注意！

レーダーチャートは、見栄えのあるグラフの一つですが、問題点も多く指摘されているグラフでもあります。特に、視覚的な錯覚を引き起こしやすい特徴もあります。次の注意点には気を配って描くようにしましょう。

1. 変数を配置する順番に注意する

これがレーダーチャートでは最も重要な注意点かもしれません。レーダーチャートでは、グラフの「パターン（形状）」を情報として扱います。そこで、項目の並び順を変えると形状も大きく変わることが図7-9から分かると思います。

2. 円形なレイアウトで量的な比較が難しい

高さや長さを円形に配置するグラフでは、絶対量の細かい差異を比較することが苦手です。比較がしづらいと感じる場合には、横並び棒グラフ（P. 55）に変換すると、この影響を軽減することができます[65]。

3. 多くの変数を描画すると見えづらくなる

これまでのグラフでも議論してきた注意点ですが、塗りつぶしのあるグラフは重なる部分が増すとそれぞれの形状を把握しづらくなります。今回も多くのレーダーチャートを比較する場合には、`facet` や `facet_wrap` など使用して多数のパネルに分割表示するのが解決策として挙げられます。

図7-9 | 変数の配置順を変更したレーダーチャート

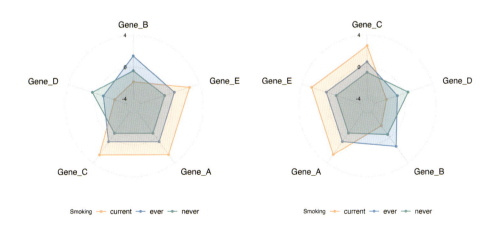

R で実行するコード

図7-8で示した5つの遺伝子の発現量（Gene_A から Gene_E）を喫煙習慣別に描いたレーダーチャートのコードを下に示しています。

まずは、遺伝子の発現量について喫煙習慣別に中央値を計算します。dplyr の mutate_at でまとめて標準化を行い（2行目）、喫煙習慣でグループ分けし（3行目）、最後に summarise_at を使用して、まとめて中央値を計算します（4行目）。

```
1   table_radar1 <- data |>
2     mutate_at(vars(Gene_A:Gene_E), .funs = ~ scale(.)) |>
3     group_by(Smoking) |>
4     summarise_at(vars(Gene_A:Gene_E), .funs = ~ median(., na.rm = T)) |>
5     select(Smoking, Gene_A, Gene_E, Gene_D, Gene_C, Gene_B)
6
7   table_radar1
```

	Gene_A	Gene_B	Gene_C	Gene_D	Gene_E
current	2.6668286	-1.8238659	2.6784225	-2.2940406	2.6668366
ever	0.6585491	1.4058518	0.6488743	-0.8012588	0.6578480
never	-0.6729157	-0.4451916	-0.6626562	0.6805147	-0.6718591

さて、いよいよレーダーチャートを描画します。レーダーチャートには、ggradar パッケージの ggradar 関数を使用します（1行目）。

今回は、−4から4までの範囲に入る値を使っているので、values.radar や grid.min、grid.max のオプションでその範囲を指定しています（2、3行目）。

その他には、レーダーチャートの塗りつぶしや線の色・種類を設定しています。このような細かい設定は、入力と描画を繰り返して微調整しましょう。

```
1   ggradar(table_radar1,
2           values.radar = c("-4", "0", "4"),
3           grid.min = -4, grid.mid = 0, grid.max = 4,
4           grid.line.width = 0.5,
5           gridline.min.linetype = "longdash",
6           gridline.mid.linetype = "longdash",
7           gridline.max.linetype = "longdash",
8           gridline.mid.colour = "grey",
9           group.line.width = 1.5,
10          group.point.size = 4,
11          fill = TRUE,
12          fill.alpha = 0.25,
13          group.colours = c("#FDAE61", "#3288BD", "#35978F"),
14          background.circle.colour = "white",
15          grid.label.size = 6,
16          axis.label.size = 8,
17          legend.text.size = 24,
18          legend.title = "Smoking",
19          legend.position = "bottom")
```

Training 2　練習データでグラフを描いてみよう！

これまでに使用してきたデータ（sample.csv）の変数を使用して、次の文章に従ってグラフを描画してみましょう。

1． 空腹時血糖の分布を箱ひげ図で図示してみましょう。

2． BMIの分布をヒストグラムで図示してみましょう。

3． HbA1cの分布を密度プロットで図示してみましょう。

4． BMIとウエスト径との関連を図示しましょう。

5． 各月の対象者の空腹時血糖の平均値を折れ線グラフで図示しましょう。

6． 5．で示した関連を面グラフで図示しましょう。

7． 4．で示した関係性について、体脂肪率の情報を加えて図示してみましょう。

8． 血液検査で測定される血球算定に関する5項目（赤血球数、白血球数、血小板数、ヘモグロビン濃度、ヘマトクリット値）の性差についてレーダーチャートで図示しましょう。

9． 新たに測定した遺伝子1から遺伝子5まで5つの遺伝子の発現量を、ヒートマップで図示しましょう。

解答は、特設サイトをご覧ください。

Rでデータの不確実性を描く

　Part3の箱ひげや折れ線グラフで描いた記述統計の事例だけに限らず、本書ではほとんど扱っていない推計統計学のデータ可視化においても**不確実性（uncertainty）**は重要なトピックです。本コラムでは、不確実性のエッセンスについて触れ、論文や学会発表でどのように表現するかを中心に紹介していきたいと思います。

① 不確実性について

　不確実性の可視化について確認する前に、統計学で扱う主な不確実性について簡単に整理しておきたいと思います。

　多くの調査や研究では、本来知りたいと思う集団全体（母集団）で調査を行うことは難しく、何らかの方法で調査可能な対象者（標本）をサンプリング（抽出）して、その対象集団から母集団のパラメータを推計することが行われています。

　例えば、「日本人全員の血糖値の平均値（母平均）を知りたい」とします。しかし、日本人全員（1億2,622万人，2020年10月1日人口）から採血し、測定することは極めて難しいことだと分かります。そこで、ある100人を無作為抽出して、実際に採血・測定し、平均値（標本平均）を算出する調査Aを行います。この調査Aで得られた血糖値の平均値で日本人全体の血糖値の母平均を推定するのが**推定**です（**図1**）。

図1 ｜ 推定の理解に必要な概念（母集団と標本集団、標本平均と母平均）

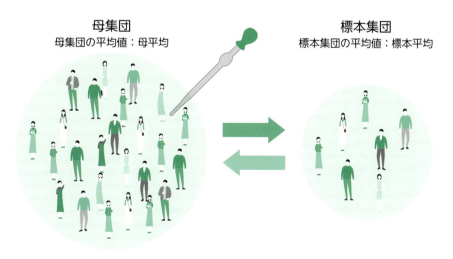

Part 3　量的な変数のグラフ　　153

この時に、100人の平均値を日本人全体の平均値の推定値とすることを**点推定**と呼びます。しかし、今回は1億2,622万人から100人を選んでいるので、別の100人を選んだとすると、また異なる標本平均が得られます。ここで鋭い方はお気付きのように、このような作業を繰り返していると、母平均について幅（区間）を持って推定する必要に気付かされます。このように幅を持って母平均を推定することを**区間推定**と呼びます。

　基本的に、平均値 μ、標準偏差 σ の分布をもつ母集団から無作為抽出したサンプルサイズ n の標本平均 x は、平均値 μ、標準偏差 $\frac{\sigma}{\sqrt{n}}$ に従うことが知られていて、この標準偏差のことを標準誤差と（平均値の標準誤差：standard error of mean, SEMとも）呼ばれています。

　データの不確実性については、データ推計の正確性として標準誤差や信頼区間を扱う場合とデータのばらつきとして標準偏差を扱う場合があります。これらの関係性について可視化しながら、確認したいと思います。

② 不確実性の可視化（ある1つの集団）

　さて、いよいよ不確実性に関するデータの可視化をエラーバーを用いて行なっていきたいと思います[1]。まずは、先ほど使用した調査Aについて、100人の平均値に加えて、異なる5つの指標（標準偏差、標準誤差、90%信頼区間、95%信頼区間、99%信頼区間）によるエラーバーを図示してみました（**図2**）。

図2 ｜ 調査A(100人) の血糖値の平均値と不確実性に関するプロット[2]

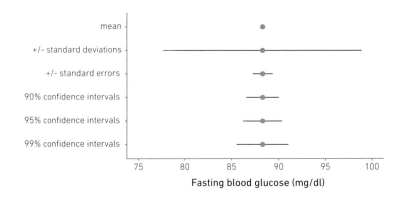

---

[1] 本書では頻度論（Frequentist）の立場から説明しますので、ベイズ論（Bayesian）の説明は別書に譲りたいと思います。
[2] メタ解析（Meta-analysis）の可視化によく使用されるフォレストプロットのように表記していますが、このように複数の集団での点推定＋区間推定を行う際に使用できます。

ご覧の通り、標準偏差が最も広い範囲のエラーバーを有しており、標準誤差が最も狭いことが見てとれます。また、信頼区間の定義を理解していれば当然なのですが、信頼区間については90%、95%、99%となるにつれて、エラーバーの範囲が広くなっています。

　このように、それぞれ異なる統計量によってエラーバーを図示することができます。そのため、自ら図示する場合にはエラーバーを描画するために何を使用しているか明示しましょう。

　図2で示したプロットをするための整理した**表1**（df）と実際のコードを下記に示しています。ggplot2の`geom_pointrange`関数で描いています。

表1 ｜ **図2**を描画するために用意した df

NAME	Mean	Upper	Lower
mean	88.28189	88.28189	88.28189
+/- standard deviations	88.28189	98.87674	77.68705
+/- standard errors	88.28189	89.34138	87.22241
90% confidence intervals	88.28189	90.01945	86.54434
95% confidence intervals	88.28189	90.35848	86.20531
99% confidence intervals	88.28189	91.01536	85.54843

```
1    ggplot(df) +
2      aes(x = Mean, y = NAME) +
3      geom_pointrange(aes(xmin = Lower, xmax = Upper)) +
4      theme_classic() +
5      labs(x = "Fasting blood glucose (mg/dl), y = "") +
6      scale_x_continuous(limits = c(75, 100))
```

③ 不確実性の可視化（同じ標準偏差を持つ異なるサンプルサイズの集団）

　先ほどは、日本人全体の血糖値の平均値を知るために、100人を選んで調査Aを実施しましたが、今回は、同様の作業を30人で実施した調査Bと1万人で実施した調査Cの3つの対象集団について考えたいと思います。

　ここで、母集団は平均 90 、標準偏差 10 の正規分布に従うこととします。それぞれ調査A〜調査C を対象集団の人数が多い順番に、データの不確実性（平均値と標準偏差、平均値と95% 信頼区間）を可視化してみたいと思います（**図3**）。

Part 3　量的な変数のグラフ　　155

図3 ｜ 調査A（100人）、調査B（30人）、調査C（1万人）の血糖値の平均値と不確実性に関するプロット

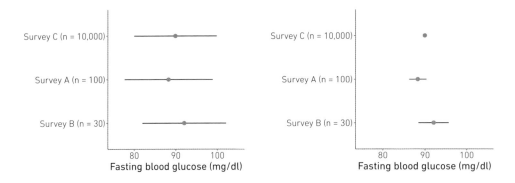

　図3（左）のように標準偏差をエラーバーとして描いたグラフを見ると、標本集団の人数が異なる調査でもほとんど同じような範囲のエラーバーを取っていることが確認できます。しかし、図3（右）のように信頼区間をエラーバーとして描いたグラフをみると、人数が異なる集団では全く異なる範囲のエラーバーを取っていることが分かります。

　これは、標準誤差の計算にサンプルサイズが大きく関与しているためです。また、標準誤差から算出する信頼区間も同様に、サンプルサイズが小さい場合にはその範囲が広くなることがよく知られています（反対に、サンプルサイズが十分に大きい場合、標準誤差は0に近づきます）。

　改めて、「不確実性を示すプロットではどの指標を使用しているか」を明示しなければ解釈が大きく変わってしまう可能性を示唆しています。

広い範囲の読み手にデータを伝える可視化のコツ

荻原和樹：Data Graphics Inc. 代表

　本書は副題にある通り学会や論文発表を主なユースケースとしていますが、作ったグラフや地図を広く一般に発表する場合もあるかと思います。このコラムでは、必ずしも専門知識を持っているわけではない広い範囲の読み手に対して、わかりやすく・誤解のない形でデータの要点を伝えるコツをいくつかご紹介します。

1．平均ではなく、可視化で対応する

　系列数の多いグラフで平均をとることはよく使われるテクニックです。たとえばある統計データセットにおいて47都道府県の時系列データがあるとします。棒や折れ線を47本描くとグラフが混雑して見づらくなるため、全国平均で代替したくなります。しかし平均値だけの表示だと、値の分布や特徴的な都道府県の存在など、どうしても表現しきれない部分が出てきます。中央値など他の代表値でも同様です。そういう場合は、線を細くする・色を薄くするなどしてなるべくすべての系列を表示するように工夫することができます（**図1**）。たとえば人口動態や交通インフラなど、都市部と地方で大きく事情が異なるデータを可視化する際には、「全国平均」として一括りにするよりも都道府県別のデータをそのまま生かすことで、各地の違いを同時に見比べることが可能です。

図1 ｜ 全国平均を47都道府県の系列に分ける

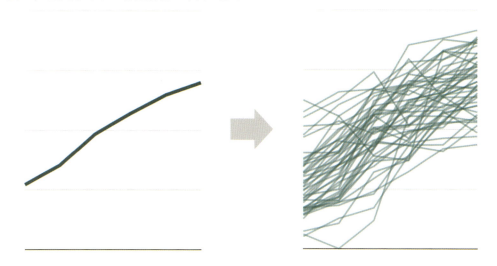

図2 ｜系列数の多いデータをヒートマップで表現する

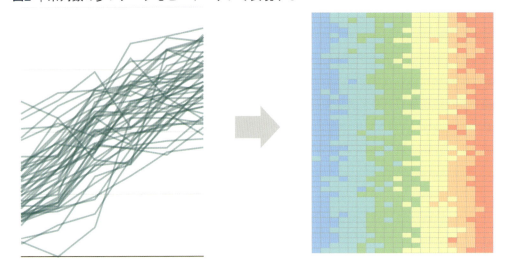

　また、本書P.142でも紹介されているヒートマップも有効です（**図2**）。ヒートマップではデータを縦×横×色の三次元で表すため、系列数の多いデータであっても対応が可能です。
　難点を挙げるなら、値の表現が色のみになってしまうため、詳細な値の比較には向いていません。全体的な傾向を表現したいときに使える手段です。

2．ステレオタイプを利用したデザインにしない

　作成したデータ可視化プロジェクトを社会に広く公開する場合は、配色やデザインによって人種や民族といったステレオタイプを助長しないような配慮も求められます。ありがちなステレオタイプがジェンダーです。男性＝青、女性＝ピンクという配色はわかりやすいですが、文脈によってはステレオタイプを助長することもあります。グラフで男女別にデータが別れている場合、別の配色を使うことも検討するとよいでしょう。

　私自身が男女別のデータを可視化する際には、暗い緑と明るい黄色の組み合わせをよく使います。前述のステレオタイプを避けられる点もありますが、明度（色の明るさ）と彩度（色の鮮やかさ）に差をつければ容易に識別ができ、また緑と黄色の組み合わせなら上下関係や暑さ・寒さなど意図しない関係性を示唆することもないので、使い勝手がよいです。

図3 | ジェンダーステレオタイプを避けて配色する

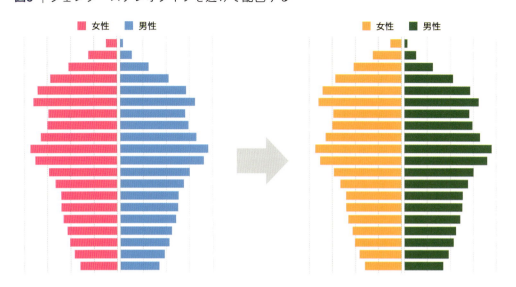

　色と性別の対応がわかりにくくなるのでは、という懸念もあるかもしれません。その際は、凡例やラベリングなどで色の対応をわかりやすく明示しておくことが必要です。たとえば以下のような人口ピラミッドを模した図でも、見やすい場所に凡例をつければ読み手の混乱は防げるでしょう（**図3**）。

3．センシティブなデータを扱う際は「解像度を落とす」ことも検討する

　また、センシティブなデータを扱う際は「あえて解像度を落とす」ことも検討するとよいでしょう。センシティブなデータの代表格は個人情報です。個人の住所を含むデータを地図などの可視化で示す際には、トピックの関係上必要不可欠でなければ「地域別の色分け地図で示す」といった匿名化の処理を行うことで個人情報が意図せず拡散されてしまう事態を防ぐことができます。特に近年ではインタラクティブな地図が公表されることも少なくありません。インタラクティブな地図は紙と異なり、個人住所の特定が容易なレベルまで拡大することも可能です。日本でも海外でも、しばしば当人の意図しない形で個人情報を含むデータが拡散され「炎上」状態になるケースがあります。精緻なデータ可視化を作ることが容易になったからこそ気をつけるべき課題です。

図4 | 個人情報が含まれるデータを抽象化する

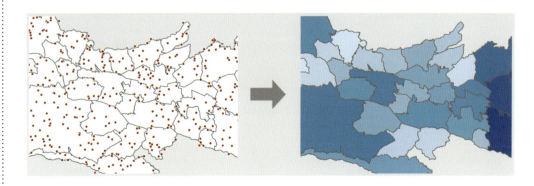

　たとえば、個人住所を含むポイントの集まりを可視化する場合を考えます（**図4**）。左側の地図ではポイントをそのまま可視化しています。画像であれば問題ないかもしれませんが、インタラクティブな地図として公開した場合、拡大することで個人宅の住所まで特定できてしまうかもしれません。そこで右側のように地域（この地図の場合は市区町村）ごとに色分け地図（コロプレスマップと呼ばれます）で可視化することで、拡大可能な地図であっても詳細な住所を匿名化することが可能です。

　同じデータであっても、見せる相手の前提知識や文化的背景によってデータの表現手法は変わってきます。わかりやすく誤解のない形でデータを可視化するためには「この表現で相手にはどう伝わるか」を意識することが重要です。

Part
4

地理空間データ・
カラーグラフの可視化

第8章　データタイプ8（地理空間データ）

Training 3　練習データでグラフを描いてみよう！

第8章 データタイプ8（地理空間データ）

【 このデータタイプに適したグラフ 】

- 基本マップ
- コロプレスマップ
- カルトグラム
- バブルマップ

学　生　地図を使った可視化ですね。よく教科書やニュース、新聞など多くの
場面で見かけますね。いつも何気なく眺めているだけですが、何か気
をつけるポイントはあるのでしょうか？

Dr. グラフ　確かに、地理空間データを活用したグラフは目にすることがあっても、
なかなか自分で描く機会は少ないですね。それに専用のソフトが必要
になるイメージがありますよね。今回は、単純な地図を含めた実践で
使用することを想定した4種類のグラフに絞って、どんなデータを、ど
のように整形し、どんな関数で描画するか確認していきましょう。特に、
地理データを扱う場合に特有の注意点に気をつけてみていきましょう。
これまでの可視化の書籍やホームページでは、アメリカやヨーロッパ
など日本以外の地図が多く示されてきましたが、今回は愛知県の事例
を使用したいと思います。さぁ、いよいよ最後の1章になります。地理
空間データの世界を存分に楽しみましょう。

【 この章で使用するデータ 】

この章では、公開されている愛知県の市区町村別のシェープファイル[1]と国勢調査で
発表されている死亡数を参考にして地図データを描いていきます（**表8-1**）。

---

[1]　ESRI 社によって開発されたベクトル形式の地図情報のフォーマット。図形の情報や属性情報など異なる情報が、
異なる拡張子（.shp、.shx、.dbf）に格納されています。Geographic Information System（地理情報システ
ム）の世界的な標準フォーマットの一つです。

表8-1 | 国土交通省 国土数値情報ダウンロードサイトからダウンロードしたシェープファイル
の抜粋

N03_001	N03_002	N03_003	N03_004	N03_007	geometry
愛知県	NA	名古屋市	千種区	23101	((136.925 35.15793, 136.9245 35.15771, 136.9245 35....
愛知県	NA	名古屋市	東区	231012	((136.9073 35.18609, 136.9074 35.18608, 136.9075 35...
愛知県	NA	名古屋市	北区	23103	((136.9283 35.225, 136.9283 35.22483, 136.9283 35.2...
愛知県	NA	名古屋市	西区	23104	((136.8562 35.22303, 136.8562 35.2231, 136.8562 35...
愛知県	NA	名古屋市	中村区	23105	((136.8333 35.16488, 136.8333 35.16516, 136.8333 35...
...	...	...	...	...	...

【1. 愛知県の市区町村の境界データ(シェープファイル)】

1. 国土交通省 国土数値情報ダウンロードサイト (https://nlftp.mlit.go.jp/ksj/gml/
datalist/KsjTmplt-N03-v3_0.html) にアクセスする。

2. 自分が描きたい都道府県や地域の境界データをクリックしてダウンロードする。今回は、
愛知県のデータ (令和2年の Zip ファイル) をダウンロードし、解凍する。

今回の選択条件:

小地域 / 国勢調査 / 2015年 / 小地域 (町丁・字等別) / 世界測地系緯度経度
・Shapefile / 23 愛知県 / 23000 愛知県全域

---

3. 解凍したファイル一式を R Studio で使用しているディレクトリ (フォルダ) に移動させる。

今回のデータ一式:

N03-20_23_200101.shx / N03-20_23_200101.dbf / N03-20_23_200101.prj
/ N03-20_23_200101.shp

【2. 愛知県の市区町村別死亡数のデータ】

1. 令和2 (2020) 年 愛知県衛生年報 (https://www.pref.aichi.jp/soshiki/iryo-keikaku/
r2eiseinenpou.html) にアクセスする。

2. 第2表「世帯数・人口、保健所・市区町村別」および第9表「死亡数、性・月・保健所・
市区町村別」のエクセルファイルをダウンロードし、市町村のみに加工する。

【3. 愛知県の市区町村別老年人口割合(高齢化率) のデータ】

1. 令和2 (2020) 年 国勢調査人口等基本集計結果 (統計表) (https://www.pref.aichi.jp/
soshiki/toukei/kokuchotokeihyo2020.html) にアクセスする。

2. 第4表「市区町村別、年齢5歳階級男女別人口」のエクセルファイルをダウンロードし、
市町村のみに加工する。

1. 基本マップ (Background map)

どんなグラフ？

　基本マップは、境界情報を用いて各領域の位置関係を示す地図です。一般的には、白地図などと呼ばれたりします。基本マップは、地理空間データを扱った調査・分析の第一歩です。これが上手く描けないと、その先の発展的な地図を描くことはできません。

　さて、地理情報を活用した可視化は古くから医学と強い結びつきがあります。最も有名なのは、19世紀中頃にイギリス・ロンドンにおいてコレラ感染症が井戸水を介して蔓延していることを突き止めたジョン・スノウの功績があります。この話は、バブルマップで詳しく述べることにします。

　最近は、がん発症率の地域集積を地図で可視化したり[66]、ファストフード店と自宅や職場の距離別に生活習慣病の発症との関係を調査したり[67]、感染性の疾患に関する調査以外にも地理空間情報の活用が広がっています。

　地理空間データの可視化については、地理情報の処理に特化した QGIS や ArcGIS などのソフトに加えて、R の中でもさまざまなパッケージが提供されています。ひとまず、現在主流になっている `sf` パッケージ[68] と本書でも可視化に使用してきた `ggplot2` パッケージを使用した手順で説明していきます。

実際にグラフを見てみよう！

　今回は、シェープファイル内の `geometry` という列に含まれる情報を使用して、まずは愛知県の基本的な地図を表現しています（図8-1）。

図8-1 ｜ 愛知県の基本マップ（一般図）

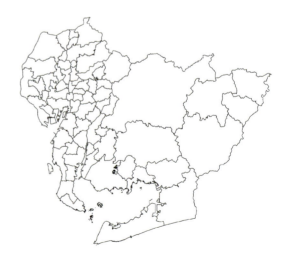

図8-1を見てみると、各市町村の境界部分もかなり細かく描かれています。また、県東部（三河地方）には面積の大きな市区町村があるのがわかります。一方で、県西部（尾張地方）は三河に比べると、小さな自治体が多くあります。

しかし、ここから分かる情報は各自治体の面積と位置関係に限られています。このような地図を「一般図（General reference map）」と呼び、それに対して、この章で扱う他の地図は「主題図（thematic map）」と呼ばれます[69]。主題図では、人口や経済、自然などさまざまな事象をテーマ（主題）とした色分けや円グラフを使って表現しています。

ここに注意！

地図を描くときには、押さえておくべき重要な基礎知識があります。これらは、多くの医療従事者にとっては、聞き馴染みのない言葉かもしれませんが、実際に地図を描く立場の場合には十分に注意しましょう。

ばならない重要なポイントになります。ちなみに、この情報はsf形式のデータを読み込んだ後に、`st_crs`関数で確認することができます。座標参照系について、詳しい説明はColumn（P. 183）をご覧下さい。

1. どのように地図を描いているか明示する

今回の地理情報データは、「日本測地系 2011（Japanese Geodetic Datum 2011）[2]」の情報を参考にして作成しています。

まず、多くの人が「？？？」となったと思いますが、座標データをもとに地図を描くとき、基準にする情報がいくつか提唱されています。

日常生活においてスマートフォンなどで地図を見るときには気にしたこともないことと思いますが、地図を描画する際には気にしなけれ

2. どこから手に入れたデータか明示する

再現性のある描画のために、「いつ」、「どこで」、「誰が」集めた地理情報をもとに地図を描いたかを明示する必要があります。

具体的には、その公開先のウェブサイト情報や入手方法、ファイル名などを記載することで、同じ地図をさらに活用したい人に有益な情報を提示することになります。実際に、今回のデータについてはP. 163のように記載しています。

---

[2] 日本測地系2000（JGD2000）は準拠楕円体としてGRS80を採用したもので、2002年4月から運用されてきた地理座標系になります。最新は、2011年の東日本大震災による歪みを反映した日本測地系2011（JGD2011）があります。JGD2000、JGD2011いずれも平面座標に投影する時には、日本特有の平面直角座標系というものを使用しています。

Part 4 地理空間データ・カラーグラフの可視化　165

Rで実行するコード

今回は、まずデータのインプットとその加工から geometry 列の情報を使用して一般図（白地図）（図8-1）を描いた場合のコードを下に示しています。

まずは、シェープファイル一式を sf パッケージの read_sf 関数を使って読み込んでいきます（1行目）。st_transform 関数で適切な座標参照系を指定します（2行目）。さらに、group_by 関数を使用して市区町村ごとに情報をまとめ（3行目）、Aichi というオブジェクトにしています。

さらに、後ほど使用する aichi_data.csv（別途取得した死亡数や老年人口割合（高齢化率）の情報が市町村ごとに整理されているデータ）を先に読み込み、Aichi に結合していきます。

具体的には、7～9行目のように read_csv 関数で読み込み、Aichi_data と名付けます。aichi_data.csv が無事に読み込めたところで、Aichi_data を Aichi に inner_join 関数を使用して結合しています（11行目）。最後に、市町村ごとの死亡数をその地域の人口で割って、1,000をかけて死亡率を計算しています（12行目）。

```
1   Aichi <- read_sf("N03-20_23_200101.shp") |>
2     st_transform(crs = 2449) |>
3     group_by(N03_007) |>
4     drop_na(N03_007) |>
5     summarise("")
6
7   Aichi_data <- read_csv("aichi_data.csv",
8                          locale = locale(encoding = "cp932")) |>
9     mutate(JCODE = as.character(JCODE))
10
11  Aichi <- inner_join(Aichi, Aichi_data, by = c("N03_007" = "JCODE")) |>
12    mutate(MOR_POP = MORTALITY/P_NUM * 1000)
```

実際に、整理したデータ（Aichi）の一部を見て見ましょう。今回は、N03_007、SIKUCHOSON、geometry の 3 つの列を select 関数で選び（2行目）、先頭の5行を出力しています（3行目）。

N03_007 には小文字の数字からなる市区町村コード、SIKUCHOSON には市区町村の漢字表記、geometry には境界データの情報がそれぞれ格納されています。

```
1  Aichi |>
2    select(N03_007, SIKUCHOSON, geometry) |>
3    head(5)
```

```
1  Simple feature collection with 5 features and 2 fields
2  Geometry type: POLYGON
3  Dimension:     XY
4  Bounding box:  xmin: -30769.13 ymin: -94810.44 xmax: -15889.51 ymax: -83881.63
5  Projected CRS: JGD2000 / Japan Plane Rectangular CS VII
6    N03_007 SIKUCHOSON                                          geometry
7    <chr>   <chr>                                        <POLYGON [m]>
8  23101    千種区     ((-22016.66 -93392.75, -22058.22 -93417.14, -2206…
9  23102    東区       ((-23619.55 -90264.75, -23608.2 -90266.26, -23604…
10 23103    北区       ((-21694.87 -85953.05, -21701.03 -85971.65, -2170…
11 23104    西区       ((-28257.74 -86152.97, -28258.04 -86145.21, -2826…
12 23105    中村区     ((-30367.6 -92597.09, -30365.14 -92566.97, -30364…
```

実際に地図を描くコードは、非常にシンプルです。他のグラフと同じ文法で、ggplot でデータ名を指定し、geom_sf 関数で描くことができます。

```
1  ggplot(Aichi) +
2    geom_sf(fill = "white", color = "black") +
3    coord_sf(datum = NA) +
4    theme_void()
```

Part 4 地理空間データ・カラーグラフの可視化 167

2. コロプレスマップ（Choropleth map）

どんなグラフ？

コロプレスマップは、さまざまな統計値などに基づいて各領域を塗りつぶした地図です。色の種類や濃淡を使い分けて塗りつぶすことで、特定の値について地理空間的な関係性を容易に把握できます。この図は、1826年にデュパンによって提唱されました[70]。

choropleth とは、ギリシャ語で「領域」を意味する choros と「多数の・大量の」を意味する plethos からなる言葉で、日本語では階級区分図などと呼ばれています。

医学の分野では、幅広い統計指標（死亡率やがんの罹患率、平均寿命）について、各地域での地理学的な特徴を把握するために利用されています[71,72,73]。

よく見られる特徴として、高い（もしくは低い）数値を示す領域がいくつか集まっていることがあります。これを集積性（クラスタ）といい、公衆衛生学の観点からもこのような集積性が存在するか可視化して確認することがその後の対応を考える有益な材料になります。

実際にグラフを見てみよう！

今回は、図8-1と同じように地図の部分を描き、各市区町村の領域を死亡率（人口千対）で塗りつぶしたコロプレスマップをみていきます（図8-2）。

先ほどと同じ愛知県の地図ではあるものの、全く印象が変わったと思います。今回のグラフでは、次の3つのことに注目したいと思います。

まずは、地図の本体ではなく色のスケールに注目してみましょう。地図の右側に示されている凡例にある通り、死亡率が高いほど赤色で、死亡率が低いほど青色で塗りつぶされていることを確認しましょう。

次に、この情報をもとに地図を見てみると、赤色っぽい部分と青色っぽい部分があることに気づきます。地図では右側、方角でいうと東端にある3つの自治体で濃い赤色が観察できます。

いずれの自治体も死亡率が20～25を示しています。その一方で、県中央部の自治体で淡い青色塗りつぶしになっていることが分かります。

最後に、地図の中に何らかのパターンが見られるかを確認します。パターンというのは、東から西へ、南から北へという順序があるパターンもあれば、少し離れたところで飛び飛びにクラスタになっているパターンなどさまざまなケースがあると思います。今回は、東端に固まった3つの自治体があることに目が止まり、その他に目立ったパターンはないように見えます。

ここで、「どうしてこのようなパターンになっているんだろう？」と疑問に思った方はすでに鋭い視点を持っています。地図で描かれているそれぞれの領域には、利用できる土地面積、建っ

図8-2 | 死亡率（人口千対）で塗りつぶした愛知県の地図

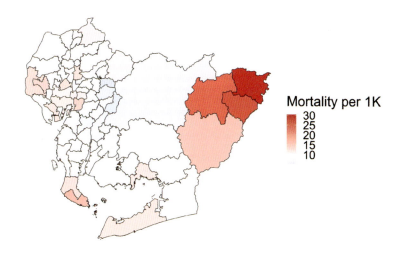

ている施設の種類、そこに住む人々の年齢層などさまざまな要素が隠れています。地図の描画は、あくまで目的の一変数について空間関係を確認することが主な役割ですが、その背後にはさまざまな要因が関係していることを忘れてはいけません。

ここに注意！

基本マップよりも多くの情報があり、さらに塗りつぶして色が加わり見栄えの良い図ができました。これで安心していると、コロプレスマップの罠に陥ることがあるかもしれません。次の注意点には、作図するときもグラフを読むときも気をつけましょう。

1. 率で示すか、絶対数で示すか、目的を明確にする

図8-2は、各市町村を死亡率（人口千対）で塗りつぶしています。次に、図8-3を見てみましょう。こちらは死亡数で色分けされたコロプレスマップが示されています。どのような違いに気づくでしょうか？

まずは、面積の大きな自治体でいくつか濃い塗りつぶしになっているのに目が行くと思います。一方で、図8-2で濃い塗りつぶしになっていた3つの自治体が薄い塗りつぶしになっていることにお気づきでしょうか。

勘のいい人にはもうお分かりかもしれませんが、面積の大きな自治体は人口が多いことが想定できます。つまり、絶対数（死亡数）で評価するとどうしても面積の大きな自治体では人口に

図8-3 | 死亡数で塗りつぶした愛知県の地図

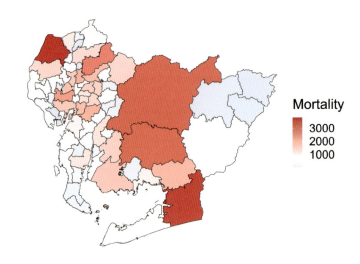

比例して高い値を示す可能性が高くなるのです。

このような影響を補正する目的で、人口など地域差を反映する値で割ることが1つの解決策になります。ただし、率で示した地図と絶対数で示した地図について、どちらが正解ということはありません。これは、作成者の目的によって使い分ける必要があります。

読み手としては、絶対数で示された情報を見た場合には、必ず母数を意識する視点は重要です。これはグラフの可視化だけでなく、数値を情報として扱う以上身につけるべき素養だと思います。

2. カラースケールの設定に注意する

ヒートマップ（P. 142）でも紹介した通りですが、コロプレスマップもカラースケールの値の区切り方によって印象が変ります。値の区切り方に加えて、どのような色でカラースケールを構成するかという点についても議論がなされています。色の与える印象は、非常に大きく（「赤は危険」など）、コロプレスマップを広く一般に公開する場合には、カラースケールの構成が重要な検討事項になります。カラースケールに関する詳しい説明は、Column（P. 29）に記載しています。

3. 背後にある事実を読み解く

先ほども述べた通り、コロプレスマップにはその地図の背後に潜むデータがあります。死亡率で塗り分けた図8-2を例にして考えてみたいと思います。死亡率は、死亡数をその市町村の人口で割っています。つまり、各市町村の人口で平坦化されているということになります。

ここで、死亡数という変数に関連する、人口よりも考慮すべき変数が頭に思い浮かびます。

図8-4 | 老年人口割合（高齢化率）で塗りつぶした愛知県の地図

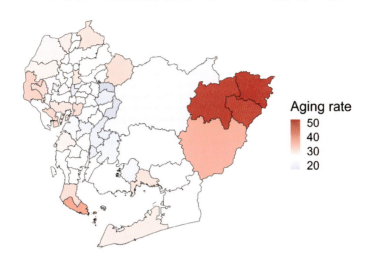

それは、高齢者の人口構成に占める割合です。死亡率は人口が考慮されている指標ですが、その集団の年齢構成までは反映していません。しかし、よく考えると同じ1,000人の自治体でも高齢化率が10%と30%では、死亡数が変わってくると考えられます。

実際に、同年（2015年）の愛知県の各市町村の老年人口割合（全人口に占める65歳以上の人口割合）で塗りつぶしたコロプレスマップを図8-4に示します。

図8-2と見比べると色のパターンが瓜二つです。このように、人口など標準化されている値でも背後に隠れている変数があります。今回は、想定のつきやすい事例でしたが、コロプレスマップを作成し発見した空間関係に対して、その背後に何があるかを考えることは重要な作業で、ときとして大きな労力を要することになります。

4. 面積が大きい領域には注意

コロプレスマップを見てみると、面積が大きい領域による印象を強く受けることが分かります。実際には、面積と色の情報は独立してるはずなのですが、人間が認知するときには、そのようにはいきません。これは、コロプレスマップの最大の注意点です[11]。この問題点を解決する方法として、次に説明するカルトグラム（P.173）があります。

R で実行するコード

　今回は、各市町村の死亡率（人口千対）を青色→白色→赤色のカラースケールで塗り分けたコロプレスマップ（**図8-2**）のコードを下に示しています。

　今回は、先ほど作成した Aichi データの死亡率（MOR_POP）で塗り分けるので、aes 内の fill で指定しています（1行目）。発散カラースケールは、`scale_fill_gradient2` で実装することができます（3〜6行目）。重要な点としては、カラースケールの中央をどのように設定するかです。今回は死亡率の中央値を白色になるように指定しています（6行目）。

```
1   ggplot(Aichi, aes(fill = MOR_POP)) +
2     geom_sf(color = "black") +
3     scale_fill_gradient2(low = "cornflowerblue",
4                          mid = "white",
5                          high = "brown3",
6                          midpoint = median(Aichi$MOR_POP)) +
7     labs(fill = "Mortality per 1K") +
8     theme_void()
```

3. カルトグラム (Cartogram/Value-area map/Anamorphic map)

どんなグラフ？

　カルトグラムは、さまざまな統計値などに基づいて各領域の面積を変化させた地図です。このグラフは、面積（大きさ）が数量を直感的に把握できる情報であることを最大限に利用しています。このグラフによって、コロプレスマップで問題になっていた面積と塗りつぶし色の乖離を解決することができます[11]。

　医学の分野では、コロプレスマップと同じような目的で使用されます。日本における空間疫学の第一人者である中谷らの著書では、カルトグラムを使用して日本の健康格差や経済格差を捉えています[74]。

　カルトグラムと言っても、いくつかの理論が提唱されています[75-77]。例えば、連続領域（contiguous）、不連続領域（non-contiguous）、図形（diagrammatic/graphical）など種類が知られています。今回は、連続領域カルトグラムに焦点を当てて説明を進めて行きます。

実際にグラフを見てみよう！

　今回は、図8-2で描いたコロプレスマップで使用した情報をもとに、死亡率（MOR_POP）に応じて各市町村の面積を変えたカルトグラムをみていきます（図8-5）。

図8-5 ｜ 死亡率（人口千対）で面積を置き換えたカルトグラム

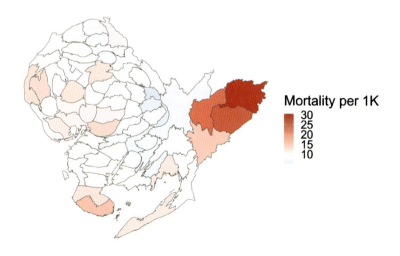

各市町村の塗りつぶし色は**図8-2**に等しいことは分かりますが、明らかに見た目が変わりました。

大きな変化としては、ご覧の通り、各領域の大きさがそれぞれ変化し、歪められて表現しているところです。例えば、知多半島（県の南西部にある半島）では、いくつかの自治体で元の面積よりも大きく描かれています。反対に、元々大きな面積で描かれていた三河地方（愛知県東部）の自治体のうち、死亡率が低い市区町村は小さく描かれるように変化しています。

先に紹介したコロプレスマップでは、面積の大きな領域が強い印象を与えてしまう問題点がありました。それに対して、カルトグラムは、各領域の面積を実際比較している数値で重み付けしているので、面積を直感的に数量的な情報として解釈できることがカルトグラムの強みになります[11]。

さらに連続領域カルトグラムに限って考えると、各自治体との境界を保っていることが長所になります。他のカルトグラムでは、境界部分を切り離し、さらに図形を使うことで抽象化しています。それらと比較すると、連続領域カルトグラムは地図上の関連を保ったまま面積を変化させて表現できます。

ここに注意！

面積の変化を除いて、注意する点はコロプレスマップと同じです。定着のためにも、もう一度注意点を復習しましょう。

1．率で示すか、絶対数で示すか、目的を明確にする

図8-2と**図8-3**のように、率で示すか、絶対数で示すかによって塗りつぶしの色が大きく異なった傾向を示すことがあります。作図者としては、どちらを情報として届けるべきか注意深く判断する必要があります。一方で、読者としては、絶対数で示されている場合には、各地域間でどんな変数の影響を受けているか考える必要があります。また、率で示されている場合には、十分に各地域間の影響が補正されているか考える必要があります。

2．カラースケールの設定に注意する

この設定によって、印象の変わるカルトグラムになります。歪んで表示されている地域も正しく読み取れるようなカラースケールで提示しましょう。

3．背後にある事実を読み解く

コロプレスマップと同様に、単一の情報で色を塗ることになるのでその背後にある情報をきちんと推測する必要があります。

Rで実行するコード

今回もシェープファイルのgeometry列の情報を使用して地図を描きます。ただし、各市町村の面積を死亡率（MORT_POP）で重み付けしたカルトグラム（図8-5）を描いた場合のコードを下に示しています。

まずは、カルトグラムに必要なデータの変換を cartogram パッケージの cartogram_cont 関数で行います（1行目）。itermax のオプションはデータの変換を行う繰り返しの試行回数を指定します。回数が多ければより精密なグラフになりますが、計算時間が多くなり地図の描画に時間がかかります。

```
1   Cartogram1 <- cartogram_cont(Aichi, "MOR_POP", itermax = 5)
```

描画するときは、ほとんどコロプレスマップと同じで、aes で塗りつぶす色を MOR_POP と指定しています（1行目）。具体的なカラースケールは、コロプレス図と同様に3～6行目に指定しています。

```
1   ggplot(Cartogram1, aes(fill = MOR_POP)) +
2     geom_sf() +
3     scale_fill_gradient2(low = "cornflowerblue",
4                          mid = "white",
5                          high = "brown3",
6                          midpoint = median(Aichi$MOR_POP)) +
7     labs(fill = "Mortality per 1K") +
8     theme_void()
```

こんなグラフもあるよ！

図形カルトグラム（Diagrammatic cartogram）

各領域をさまざまな図形に置き換えて示すカルトグラムも知られています。各領域を円形（circle）で示すカルトグラムを提唱したイギリスの地理学者ダニー・ドーリングにちなんで、ドーリングのカルトグラムと呼ばれることもあります。実際に、cartogram パッケージで描くときには、cartogram_dorling 関数を使用します（図8-6）。そのほかにも四角形（square や rectangle）で各領域を表すカルトグラムもありますが、cartogram パッケージでは対応していません。

図8-6 | 図8-5と同じ情報をもとに作成したドーリングのカルトグラム

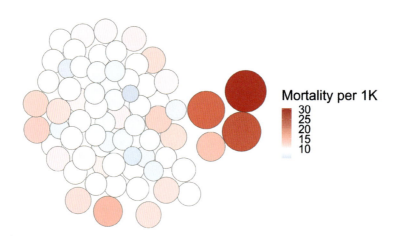

4. バブルマップ (Bubble map)

どんなグラフ？

　バブルマップは、地理空間の位置関係が描かれた上に円（バブル）を新しいレイヤーとしてプロットした地図です。その円によって、領域の中でも特定の座標を示し、円の大きさや色調を変化させ、量的な変数の比較も可能になります。このように非常に多様な使い方ができる地図として多方面で活用されています。

　医学で有名なバブルマップといえば、ジョン・スノウによるコレラマップが挙げられますが、実は1795年頃にニューヨークで発生した黄熱病の流行について、医師であるヴァレンティン・シーマンによって描かれたプロットも同様の概念にもとづいていると思われます[78]。

　ジョン・スノウによるコレラマップについては、多くの方がご存知の通り、英国ロンドンのソーホー地区で1850年頃に蔓延していたコレラ感染症について、発症例を地図上にプロットしている地図です（図8-7）[79]。このプロットがポンプ（井戸）の周囲に集積していることに目をつけて、当時瘴気（miasma: いわゆる悪臭）が原因と思われていたコレラ感染症を水系感染ではないかと提唱した功績は、今なお疫学や公衆衛生学の分野では高く評価されています。

図8-7 | ジョン・スノウの描いたバブルマップ

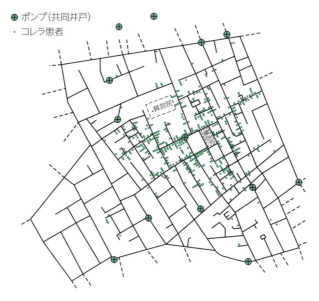

（文献79の図より作成）
佐々木　敏：疫学とは何か，はじめて学ぶやさしい疫学―日本疫学会標準テキスト（日本疫学会監修）．改訂第3版, P.5, 2018, 南江堂．より許諾を得て転載

実際にグラフを見てみよう！

今回は、シェープファイル内の geometory 列に含まれる情報とそこから計算して求めた各市町村の重心に関する情報をもとにしてバブルマップを描いていきます（図8-8）。

バブルマップでは、一般的に2つの地理空間の情報を独立して用意する必要があります。1つ目は、各領域の境界データです。こちらは、これまでに本章で学習した通りです。今回使用しているデータでは geometry がこれに当たります。2つ目は、バブルを打つ座標データです。バブルは、地図上の特定の位置に打っています。そこで、経度・緯度のような一意に決まるような座標データが必要になります。図8-8の場合、st_centroid 関数を使用して、各市町村の重心データ（経度と緯度）を取り出しています。

今回は、各領域に一つの点になっていますが、全くそうである必要はありません。どんな情報を扱うかによって、バブルの数は変わってきます。さらに、バブルの大きさも決まりはありません。図8-9のように、バブルの大きさを変化させても問題ありません。

バブルの部分に注目すると、図8-6に示した円形のカルトグラムと類似しています。一方で、図8-9では地理的な関係は保たれたままになっています。また、図8-9では透明度を変更していませんが、特にプロットが重なって見づらい場合の有効な対応策になると思われます（後述）。

また、図8-9ではバブルの凡例が作成されています。図8-8は、色も大きさも一様のバブルを使用していますが、図8-9では色と大きさが変えてあるので凡例の情報が提供されています。

ここに注意！

バブルマップでは、地図の描画に関する注意点というよりバブルのプロットに関する注意点があります。

解決方法としては、これも散布図と類似する方法ですが、バブル部分の透過率を変化させることである程度改善できると考えられます。

1．点の重なりが大きい場合は分布や色が確認しづらい

第6章で学習した散布図（P. 117）と同じように、バブルの数（対象とするポイント）が多くなれば、地図上に描かれている点が多くなります。そうなると、点と点の重なりが多くなり、それぞれの情報が確認しづらくなる問題が発生します。

2．凡例を忘れない

特に図8-9のように、バブルで何かの情報を伝えている場合には、必ず凡例をつけましょう。これは、第7章のバブルプロット（P. 138）でも学習した通りですので、ぜひ復習しておきましょう。

図8-8 | 各市町村の重心に同じ大きさのバブルをプロットしたバブルマップ

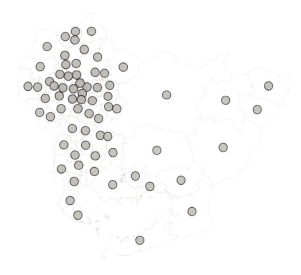

図8-9 | 死亡率（人口千対）でバブルの色と大きさを変化させたバブルマップ

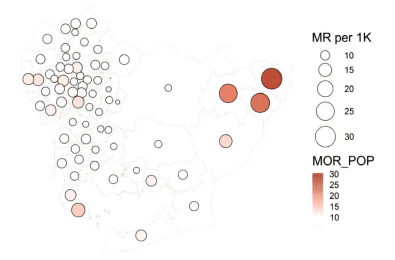

Part 4 地理空間データ・カラーグラフの可視化 179

Rで実行するコード

今回は、データの geometory 列の情報を使用して、各市町村の重心にポイントを打っていくバブルプロット（図8-8）と死亡率に応じてバブルの大きさと塗りつぶしを変化させるバブルプロット（図8-9）を描いた場合のコードを下に示しています。

描画の前に、st_centroid と呼ばれる関数を使用して、各市町村の重心を計算しています。その一つ目と二つ目の要素には、それぞれ重心の経度と緯度が入っているので、それを取り出します（それぞれ、LONG と LAT と名付けています）。これで準備完了です。

```
1   Aichi <- Aichi |>
2     mutate(centroid = st_centroid(geometry),
3            LONG = st_coordinates(centroid)[, 1],
4            LAT = st_coordinates(centroid)[, 2])
```

地図の描画には、これまで通り geom_sf を使用します。今回は、各市町村の重心にプロットを打っていくのが重要な部分です。これは、第6章の散布図（P.117）でも学習した geom_point で実行していきます。その時の aes 内の x と y には、それぞれ LONG と LAT を指定します。

```
1   ggplot(Aichi) +
2     geom_sf(fill = "white", color = "grey") +
3     geom_point(aes(x = LONG, y = LAT),
4                fill = "grey", shape = 21, size = 6) +
5     theme_void()
```

次に、図8-9では、geom_point の aes で fill および size を変化させることを指定します。続いて、scale_size_continuous（5行目）および scale_fill_gradient2（6～9行目）でそれぞれバブルのサイズと塗りつぶしを変化させる設定を指定しています。

```
1   ggplot(Aichi) +
2     geom_sf(fill = "white", color = "grey") +
3     geom_point(aes(x = LONG, y = LAT,
4                     size = MOR_POP, fill = MOR_POP), shape = 21) +
5     scale_size_continuous(name = 'MR per 1K', range = c(0.1, 15)) +
6     scale_fill_gradient2(low = "cornflowerblue",
7                          mid = "white",
8                          high = "brown3",
9                          midpoint = median(Aichi$MOR_POP)) +
10    theme_void()
```

Training 3　練習データでグラフを描いてみよう！

この章で用いた愛知県のシェープデータ（h27ka23）と各自治体の統計資料が含まれているcsvファイル（aichi_data.csv）を使用して、次の文章に従ってグラフを描画してみましょう。

1. 愛知県全域の地図を描いてみましょう（ヒント：group_by と summarise を使用しない）。

2. 市区町村別に1世帯あたりの世帯人口で色を塗り分けましょう（世帯数は H_NUM、人口は P_NUM として格納されていますので、計算しましょう）。

3. 2．の地図を連続カルトグラムとして描画しましょう。

この章で用いた愛知県のシェープデータ（h27ka23）と各自治体の統計資料が含まれているcsvファイル（aichi_data.csv）を使用して、次の文章に従ってグラフを描画してみましょう[1]。

4. 愛知県内の三次救急医療機関のベッド数をバブルマップ（色と大きさ）で描画しましょう。

ヒント1：geom_point のときに aichi_hosp.csv の情報を使用します。
ヒント2：aichi_hosp.csv には、位置情報が2種類ありますが、LONG と LAT を使用します。

解答は、特設サイトをご覧ください。

---

[1] 愛知県地域保健医療計画（平成30年3月公示）第3部 医療提供体制の整備　表1−2−1 県内の公的病院等一覧より抜粋。

地理空間データについて気をつけること

大谷隆浩：名古屋市立大学　医学部　公衆衛生学　講師

1．座標参照系について

　地理空間データを扱う上で必要となる知識の一つに、座標参照系（CRS: Coordinate Reference System）というものがあります。これは位置を表す決まりのことです。座標参照系は大きく分けて、「地理座標系」と「投影座標系」の2種類があります。

- 地理座標系：地球を楕円体とみなし、緯度経度で位置を表す。
- 投影座標系：地球の狭い範囲の一部を平面へ投影し、ある原点からのX方向とY方向の距離で位置を表す。

　地理座標系は日本全国や世界全体などの範囲を1つのデータとして管理できる利点があります。しかし、地理座標系の座標は3次元における角度で表されるため、その座標を平面上で表現した場合、距離や面積、角度のいずれも正確ではありません。一方で、投影座標系のデータはより正確な距離・面積・角度を測ることができます。

　ここでは例として、シェープファイルをもとに愛知県全体の面積を計算してみましょう。まず、複数の地域に分かれているデータについて、`st_union`関数を用いて一つの地域にまとめます。

```
Aichi <- read_sf("N03-20_23_200101.shp")
Unified1 <- Aichi %>%
  st_union()
```

このデータの座標参照系は`st_crs`関数で確認できます。

```
st_crs(Aichi)
```

　出力結果をみると、座標参照系は地理座標系の一つである日本測地系2011（JGD2011）に設定されていることが確認できます。このため、そのまま`st_union`関数を用いると緯度経度を平面上の座標とみなして処理を行うことになります。

　次に、`st_transform`関数で平面直角座標系に変換してから`st_union`関数を実行してみ

ましょう。

```
1  Unified2 <- Aichi %>%
2    st_transform(crs = 6675) %>%
3    st_union()
```

それでは、それぞれの方法で作成したデータ（Unified1 および Unified2）の面積を計算すると、どのようになるでしょうか？データの面積は **st_area** 関数で計算することができます。

```
1  st_area(Unified1)
2  st_area(Unified2)
```

Unified1 の場合は 5,173,220,629 m^2、Unified2 の場合は 5,171,940,971 m^2 となりました。その差は約 128 万 m2、実に東京ドーム 27 個分もの面積になります。

また、緯度経度で表されているデータでも座標参照系の違いに注意が必要です。緯度経度を求めるための基準となるものを測地系といいますが、日本では明治時代から独自の日本測地系が使用されてきました。

しかし、2002 年 4 月 1 日から世界測地系へと移行し、測量法により世界測地系が用いられることとなりました。同じ緯度経度であっても、世界測地系での位置は日本測地系の位置から、関東地方では約 450m 南東方向にずれることになります。そのため、古い地図と現在の地図を用いて比較するときは、測地系の違いを考慮し、**st_transform** 関数を用いて適切な座標変換を行わなければ位置が一致しません。

座標変換を行う際には EPSG（European Petroleum Survey Group）コードを用いると便利です。日本でよく使用される座標参照系の EPSG コードを以下の表にまとめました。投影座標系では地球の一部の範囲を平面へ投影するため、投影する地域によって EPSG コードが異なります。

表1 | 測地系、地理座標系、投影座標系

測地系	地理座標系	投影座標系
世界測地系1984 (WGS84)	4326	−
日本測地系2000 (JGD2000)	4612	2443〜2461
日本測地系2011 (JGD2011)	6668	6669〜6687

2．色による印象のちがい

　地理空間データをコロプレスマップなどで色分け表示する場合、配色がデータの印象に影響を与えることもあります。例えば、危険度の違いを色で表現する場合は、青や緑は安全、黄色は注意、赤は危険というイメージの配色がよく行われます。モノクロの地図を描く場合には、淡い色は安全、濃い色は危険という配色が多いのではないでしょうか。

　また、各地域の数や割合を表す場合は数値が大きいほど濃い色となるように配色を行うことが一般的です。これとは逆に、数値が小さいほど濃い色を、数値が大きいほど淡い色を用いた場合はどのようになるでしょうか？

　下の図は、**図8-4**に示した愛知県の老年人口割合（高齢化率）を変えて描いたコロプレスマップです。**図8-4**とはかなり印象が違いませんか？この地図を一目見ただけだと、「愛知県はかなり高齢化が進んでいるのではないか」「都市部ほど高齢化が進行しているのではないか」という印象を抱くかもしれません（実際にそうではない）。

　主題図は地域の特徴を表したり、地域間の比較を行ったりするためのツールとしてとても有用です。しかし、同じデータでも図の作り方によって、受け手の印象に大きく影響を与える場合があります。受け手にとってわかりやすく、また誤解を招くことのないような図を作成することを心がけましょう。

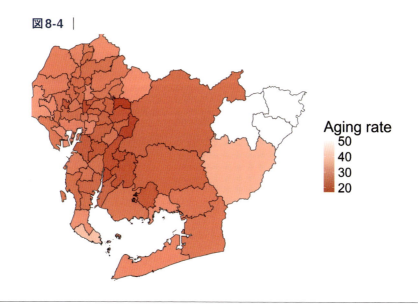

図8-4

参考文献
- 朝日孝輔, 大友翔一, 水谷貴行, 山手規裕（2014）．［オープンデータ＋QGIS］統計・防災・環境情報がひと目でわかる地図の作り方　技術評論社
- 橋本雄一（2019）．GISと地理空間情報：ArcGIS 10.7とArcGIS Pro 2.3の活用（五訂版）　古今書院

初めて R で地理データを活用したグラフを描きました

藤井愛海：日本赤十字豊田看護大学　看護学部 赤十字・災害看護学領域　准教授

【実行環境】Windows10（メモリ16GB）/R（v4.0.3）/RStudio（v1.4）

●モチベーション

　統計解析は、博士論文を作成するにあたって時に経験したことがありましたが、R では地理データを用いたグラフがきれいに描けるという話を聞いて興味を持ちました。R の存在は以前から知っていましたが、他のプログラミング言語や R に関する知識は 0 だったのでかなりチャレンジングな課題でした。

　それでは、私が Part1 と Part4 を実践して、直面したトラブルやその時の工夫などを書いていきます。少しでも初学者のお役に立てばと思います。

● Part1　R の紹介と前準備

1．R と RStudio の基本　10:00〜10:45

1）R と RStudio のダウンロードとインストール　（P. 2）

　まずは、R および RStudio のダウンロードとインストールを行いました。特に、問題はありませんでしたが、「RStudio を動かしていて、R は使わないの？」と疑問に思いましたが、注釈にある通り、R を動かすための環境が RStudio ということでした。

4）Source ペインにコマンドを書いてみる　（P. 4）

　実際に、コマンドを打っていると「半角と全角の違い」や「大文字と小文字の違い」、「スペースの有無」など細かい部分に戸惑いましたので、少し解説を付け加えてもらうようにしました。

　初めは、Console ペインと Source ペインの区別がつきませんでした。Console ペインは実際に R による処理が動いている場所、Source ペインは次回同じコードを再現したい場合に保存するための場所として覚えました。

6）RStudio の終了　（P. 6）

　ここまでで一旦終了。およそ、45 分ぐらいで完了しました。このまま順調に半日ぐらいで終わるかな！？

2. データの前処理　10:48 〜 13:08

　再度、RStudio を立ち上げると、Source ペインと Environment ペインにスクリプトとデータが残っていることに気づく。

1）プロジェクトの作成　（P. 7）

　手順通りに行えば、問題ないと思います。今回は、著者の作成する YouTube 動画「【R を始めてみよう Class for R1.2】R Studio を使ってみよう」も参考にしました。

3）データの読み込み　（P. 9）HELP!!

　最初に苦戦した部分でした。sample.csv を入手した後に、いまいちどこに保存したらいいか分からずデータが読み込めないエラーメッセージが…（**図1**）。

図1 | sample.csvが読み込めない！

```
> data <- read_csv("sample.csv")
エラー: 'sample.csv' does not exist in current working directory
```

　初心者にとって、「作成したプロジェクトと同じディレクトリ（フォルダ）」というのを理解するのは時間がかかりました。エラーメッセージが出て、ちょっと心が折れかけたので、著者にヘルプの連絡を入れました。

　自分で解析に使用するデータは、プロジェクトと同じフォルダに保存しましょう（別の方法もあるみたいですが…）！

　ここまでで、1 時間ぐらい経過しました。なかなか疲れてきた…。

5）dplyr パッケージ　（P. 10）

　気を取り直して、パイプ（%>%）を使ったデータの処理に関して進めました。この辺りから、うまくできると、「ほっ、できた！」と実感できました。

　（2）filter( )：指定した行のみを選択する関数

　data から性別が男性（Sex が Male）のデータのみを選ぶのですが、「A tibble: 0 x 51」となってしまい、データの中身が空っぽに（**図2**）。

　Console ペインの実行したコマンドをよく見ると、"Male" ではなく、"male" と打っていました。大文字と小文字の区別には、要注意です！

　この後は、コマンドの改行に気をつけながら実施しました。ふー、一区切り。

Part 4　地理空間データ・カラーグラフの可視化　187

図2 | dataがなくなった？

```
> data %>%
+     filter(Sex == "man")
# A tibble: 0 x 51
# … with 51 variables: ID <dbl>, Date <chr>, Month <chr>, Age <dbl>, Age_10 <chr>, Sex <chr>,
#   Chihou <chr>, Area <chr>, Alcohol <chr>, Exercise <chr>, Smoking <chr>, Sleep <chr>,
#   Drug_2010 <dbl>, Drug_2015 <dbl>, Drug_2020 <dbl>, Height <dbl>, Weight <dbl>, Waist <dbl>,
#   BMI <dbl>, Bodyfat <dbl>, RBC <dbl>, WBC <dbl>, Hgb <dbl>, Ht <dbl>, Plt <dbl>, SBP <dbl>,
#   DBP <dbl>, TG <dbl>, TC <dbl>, HDLC <dbl>, LDLC <dbl>, Cre <dbl>, FBG <dbl>, HbA1c <dbl>,
#   Obese <dbl>, Hypertension <dbl>, Hyperglycemia <dbl>, N_risk_2020 <dbl>, Death <dbl>,
#   ICD10 <chr>, ICD10_cat <chr>, Gene_A <dbl>, Gene_B <dbl>, Gene_C <dbl>, Gene_D <dbl>,
#   Gene_E <dbl>, Gene_1 <dbl>, Gene_2 <dbl>, Gene_3 <dbl>, Gene_4 <dbl>, Gene_5 <dbl>
```

3. ggplot2の基本　13:08～13:10

　ggplot2パッケージの基本について理解。詳しくは、あとで実践するんだなと思いながら読み進めました。

4. データの種類について　13:10～13:17

　記述統計を含めた統計解析の基本ですね。以前にも見たことのある内容でした。再度、復習がてら読み進めました。

● Part4　地理空間データのグラフ

〈この章で使用するデータ〉　15:13～16:30

　まず、P.163にある【1. 愛知県の市区町村の境界データ（シェープファイル）】や【2. 愛知県の市区町村別死亡数のデータ】など、データの取得や加工については、非常に苦戦しました。

　どんな点が難しく感じたかと言うと、ダウンロードしたデータをどのような形にデータを加工して、Rに入力しなければならないか考える点ですね。

　今回は、サンプルデータが用意されていたので問題なく実行できましたが、実際に1人で用意するとなるとなかなか苦戦しそうだと感じました。

1. 基本マップ（Background map）　16:30～16:40

　library (dplyr)を実行していなかったので、パイプが使えずエラーに。何が起こったか分からず著者にヘルプの連絡を入れました。毎回立ち上げた時に必要なパッケージの呼び出し（library関数）を実行することを忘れないように！ HELP!!

　また、"Aichi"を"AICHI"と書いてしまいエラーメッセージが。HELP!!

可視化についてのコードは問題なく、実行できました。キレイな愛知県の地図が描かれて「ほっ」としました。

2. コロプレスマップ（Choropleth map） 16:40～16:49

　文章を読みながら、順調に実行することができ、スムーズに進みました。やはり、上手く出力されると嬉しいですね。

3. カルトグラム（Cartogram/Value-area map/Anamorphic map） 16:49～17:03

　同じく、順調に実行することができ、スムーズに進みました。カルトグラムというグラフは、初めて聞いたのですが、異なる3つの種類があることも勉強になりました。

4. バブルマップ（Bubble map） 17:03～17:29

　少し文章が難しく時間がかかりましたが、地理空間情報のデータとは独立したデータ（バブル用）を用意する点が他の可視化とは違うなと感じました。

　重心を理解したり、そのエラーコードに苦労しながら進めたので、他のセクションより時間を要しました。これで全て完了。ふっ～。

●終わってみて

　本に書いている文章を読んで、Rのコードを進めることはできるようになりました。正直、思っていたより苦労しました。いくつか実行したコマンドが上手くいっているか分からない部分があったり、データの読み込み・加工についてトラブルがあったり。この辺りは、使い慣れることで解決されるとは思いますが、初心者にはやや大変でした。

　一方で、やはりRのグラフの美しさには感動しました。既存の統計ソフトで描くグラフとは比べられない自由度と色彩感が魅力的です。正直、他のグラフ（箱ひげ図や散布図）についても勉強したい気持ちが出てきました。

jpmesh パッケージによる地域メッシュの可視化

瓜生真也：徳島大学　デザイン型 AI 教育研究センター／理工学部　助教

　本書では市区町村の境界などの行政区画を描画する基本マップを始め、統計データと地理空間データを紐付けて可視化する方法としてコロプレスマップやバブルマップが紹介されました。統計データは行政区画ごとに調査が行われるほか、地域メッシュと呼ばれる方形の区域に分割して調査・集計が行われることがあります。ここでは地域メッシュについての概要と、R から地域メッシュを扱うための jpmesh パッケージを用いて地域メッシュを可視化する方法を紹介します。

1　統計データと地域メッシュ

　地域メッシュは、日本の地理空間情報を細かい単位で表現する方法の一つです。地域メッシュの特徴として、日本全国を含む地域を緯度・経度により方形の小地域区画に細分することで、同一の基準による統計調査などの結果を得やすいという点があります。また、地域メッシュはほぼ正方形の形状であることから、メッシュを分割することで、より小さな地域単位を扱うことが可能となります。

　一般的に利用される地域メッシュの大きさは、一辺の長さが約 80 km のメッシュから約 250 m のメッシュまで様々な種類があります。中でも約 1 km 四方のメッシュは「基準地域メッシュ」と呼ばれ、国勢調査などの政府統計で用いられています。さらに基準地域メッシュを分割したものを「分割地域メッシュ」と呼びます。メッシュのサイズが大きいほど、地域メッシュを表現する数値であるメッシュコードの桁数が少なくなります。例えば、もっとも大きな 80 km 四方のメッシュは 4 桁のメッシュコードで表現されますが、次に大きな 10 km 四方のメッシュは 6 桁、基準地域メッシュは 8 桁のメッシュコードとなります。

表1 ｜ 一般的な地域メッシュの種類

一辺の長さ	桁数	種類
約80 km	4	第1次地域区画
約10 km	6	第2次地域区画（統合地域メッシュ）
約1 km	8	第3次地域区画（基準地域メッシュ）
約500 m	9	2分の1地域メッシュ（分割地域メッシュ）
約250 m	10	4分の1地域メッシュ（分割地域メッシュ）

jpmesh パッケージ

jpmesh は日本国内で利用される地域メッシュを R で取り扱うパッケージです。様々なサイズのメッシュに対応し、メッシュコードと緯度経度座標との相互変換を行います。

jpmesh パッケージは、以下のコマンドを実行することで CRAN からインストールできます。

```
1   # jpmesh パッケージ（最新バージョンの 2.1.1）と mapview パッケージをインス
2   トール
3   install.packages("jpmesh")
4   install.packages("mapview")
```

インストールしたパッケージは library 関数で読み込みます。

```
1   library(jpmesh)
```

jpmesh で表現されるメッシュは、sf パッケージによって地理空間データとして表現できます。可視化のための ggplot2 を含んだ tidyverse パッケージを sf、mapview パッケージとともに読み込んでおきましょう。

```
1   library(tidyverse)
2   library(sf)
3   library(mapview)
```

jpmesh パッケージの使い方

jpmesh パッケージは、数値からなるメッシュコードを独自の meshcode クラスのオブジェクトとして扱います。また、メッシュコードをポリゴンとして構成される地理空間データに変換する機能を提供します。メッシュコードを地理空間データとして扱うことで、地図上に地域メッシュを表示させたり、統計データと紐付けた表現が可能になります。

まずは meshcode クラスのオブジェクトの生成方法を見ていきましょう。以下のコードは、メッシュコード「5134」を meshcode クラスのオブジェクトとして生成します。

Part 4 地理空間データ・カラーグラフの可視化　191

```
1  x <- meshcode(5134)
2  class(x)
3  [1] "meshcode"    "vctrs_rcrd" "vctrs_vctr"
4  x
5  <meshcode[1]>
6  [1] 5134
```

この状態では地理空間データとして扱うことはできていません。export_mesh 関数を適用することで地理空間データとして扱えるようになります。

```
1  # メッシュコードから地理空間データに変換
2  x |>
3    export_mesh()
4  Geometry set for 1 feature
5  Geometry type: POLYGON
6  Dimension:     XY
7  Bounding box:  xmin: 134 ymin: 34 xmax: 135 ymax: 34.66667
8  Geodetic CRS:  WGS 84
9  POLYGON ((134 34, 135 34, 135 34.66667, 134 34....
```

meshcode を使わずに、関心のあるメッシュコードを直接 export_mesh に与えても同様の結果が得られます。

```
1  export_mesh(5134)
2  Geometry set for 1 feature
3  Geometry type: POLYGON
4  Dimension:     XY
5  Bounding box:  xmin: 134 ymin: 34 xmax: 135 ymax: 34.66667
6  Geodetic CRS:  WGS 84
7  POLYGON ((134 34, 135 34, 135 34.66667, 134 34....
```

また、対象のメッシュコードが複数ある場合は export_meshes 関数を用いて一括して地理空間データに変換できます。

```
1   # メッシュコードが列として記録された sf オブジェクトが生成されます
2   (sf_tokushima80kmmeshes <-
3     export_meshes(c(5033, 5034, 5133, 5134)))
4   Simple feature collection with 4 features and 1 field
5   Geometry type: POLYGON
6   Dimension:     XY
7   Bounding box:  xmin: 133 ymin: 33.33333 xmax: 135 ymax: 34.66667
8   Geodetic CRS:  WGS 84
9   # A tibble: 4 × 2
10    meshcode
11  geometry
12    <chr>                                                  <POLYGON [°]>
13  1 5033    ((133 33.33333, 134 33.33333, 134 34, 133 34, 133 33.33333))
14  2 5034    ((134 33.33333, 135 33.33333, 135 34, 134 34, 134 33.33333))
15  3 5133          ((133 34, 134 34, 134 34.66667, 133 34.66667, 133 34))
16  4 5134          ((134 34, 135 34, 135 34.66667, 134 34.66667, 134 34))
```

　export_mesh と export_meshes は、引数に取るメッシュコードの数と返却されるオブジェクトのクラスに違いがあります。export_mesh 関数では、1つのメッシュコードを引数に取り、返り値は sfc クラスとなります。一方、export_meshes 関数は、複数のメッシュコードを引数に取ることが可能で、返り値は sf クラスです。sfc も sf も sf パッケージで扱われる地理空間データのクラスですが、sf クラスはデータフレームとしても扱えるためにデータの加工や ggplot2 による可視化がしやすい特徴があります。

　sfc、sf クラスのオブジェクトは plot や ggplot2 パッケージの関数と組み合わせてプロットできます。

Part 4　地理空間データ・カラーグラフの可視化　193

```
1  plot(sf_tokushima80kmmeshes)
```

図1 | 地域メッシュのプロット

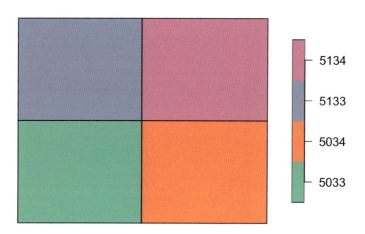

```
1  ggplot() +
2    geom_sf(data = sf_tokushima80kmmeshes)
```

図2 | ggplot2による地域メッシュのプロット

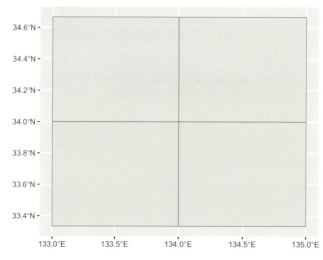

一方でメッシュの表示だけではメッシュがどの位置なのかがわかりにくいです。地図上にメッシュを重ねて表示することで、メッシュの位置関係を把握しやすくなります。行政区画などを背景地図として利用することもできますが、対象の地域の行政区画データが手に入らないこともあります。

　そのような場合には、オープンデータとして提供されている地図データを背景地図として利用することができます。`mapview`パッケージは地理空間データをインタラクティブに操作可能な地図上に表示するのに適したパッケージです。地理空間データを描画する背景の地図として OpenStreetMap などを指定できるという特徴があります。OpenStreetMap は、オープンソースの地図データであり、利用者の協力によって随時更新されています。`mapview`関数を用いて地域メッシュを地図上に表示する例を以下に示します。

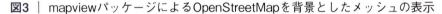
```
1   mapview(sf_tokushima80kmmeshes, map.types = "OpenStreetMap")
```

図3 ｜ mapviewパッケージによるOpenStreetMapを背景としたメッシュの表示

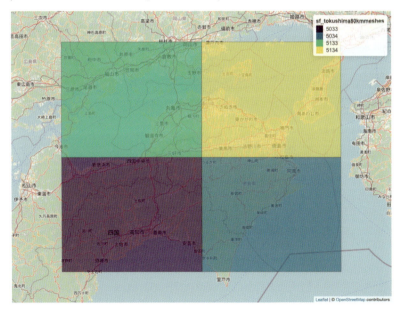

　`jpmesh` パッケージではこのほか、緯度経度座標からのメッシュコードの取得や、メッシュコードの細分化、隣接するメッシュコードの取得などの関数を提供します。

　任意の緯度経度座標を引数に指定して、座標が含まれるメッシュコードを得るために`coords_to_mesh`関数が利用できます。

Part 4　地理空間データ・カラーグラフの可視化　　195

```
1  coords_to_mesh(longitude = 133, latitude = 34)
2  <meshcode[1]>
3  [1] 51330000
```

既定値では返却されるメッシュは基準地域メッシュですが、引数 to_mesh_size によりメッシュのサイズを指定できます。以下の例では、約10 km 四方のメッシュコードを取得します。

```
1  coords_to_mesh(longitude = 133, latitude = 34, to_mesh_size = 10)
2  <meshcode[1]>
3  [1] 513300
```

fine_separete 関数を使い、あるメッシュについて、より小さなメッシュコードに分割することもできます。 次のコードは、約80 km 四方のメッシュを約10 km 四方メッシュに分割する処理です。

```
1  coords_to_mesh(133, 34, to_mesh_size = 80) %>%
2    fine_separate()
3  <meshcode[64]>
4   [1] 513300 513301 513302 513303 513304 513305 513306 513307
5  513310 513311
6  [11] 513312 513313 513314 513315 513316 513317 513320 513321
7  513322 513323
8  [21] 513324 513325 513326 513327 513330 513331 513332 513333
9  513334 513335
10  [31] 513336 513337 513340 513341 513342 513343 513344 513345
11  513346 513347
12  [41] 513350 513351 513352 513353 513354 513355 513356 513357
13  513360 513361
14  [51] 513362 513363 513364 513365 513366 513367 513370 513371
15  513372 513373
16  [61] 513374 513375 513376 513377
```

統計データとの結合

メッシュ単位で記録された統計データの多くは、メッシュコードとメッシュ内の人口のような情報が紐づいています。これらのデータを jpmesh パッケージを使って地理空間データに変換することで、メッシュ内の統計データを地図上に表現できるようになります。これにより地域ごとの人口分布の把握に役立ちます。

ここでは、地域メッシュを利用したデータの例として、「全国の人流オープンデータ」（国土交通省）(https://www.geospatial.jp/ckan/dataset/mlit-1km-fromto) を用いてメッシュごとの人口データを可視化してみましょう。このデータには2019年から2021年までの全国の「1 km メッシュ別の滞在人口データ」が含まれます。

G 空間情報センターのウェブサイト (https://front.geospatial.jp/) にアクセスして、ユーザー登録を行った後、データをダウンロード可能になります。ダウンロードした圧縮ファイルを展開すると、人口データが年・月別のファイルに分かれて保存されていることがわかります。ここでは、徳島県のデータ「monthly_mdp_mesh1km_36（徳島県）」をダウンロードし、2020年8月の人口データを対象にする例を示します。

```
1   df_mobility_pref36_2008 <-
2     # 2020年8月の「徳島県の1km メッシュ別の滞在人口データ」を読み込む
3     # ファイルが保存されているパスは適宜変更してください
4     read_csv("36/2020/08/monthly_mdp_mesh1km.csv",
5             col_types = "c_c__iii") |>
6     # 休日、終日のデータに限定
7     filter(dayflag == 0, timezone == 2) |>
8     # メッシュコードと市区町村コード、人口の列だけにする
9     select(mesh1kmid, citycode, population)
```

読み込んだデータの先頭行を表示します。メッシュコードが記録された mesh1kmid に対して、人口 population が記録されています。

```
1   head(df_mobility_pref36_2008)
2   # A tibble: 6 × 3
3     mesh1kmid citycode population
4     <chr>      <chr>       <int>
```

Part 4　地理空間データ・カラーグラフの可視化　197

5	1	50347453	36201	46
6	2	50347454	36201	16
7	3	50347463	36201	38
8	4	50347464	36201	134
9	5	50347473	36201	17
10	6	50347474	36201	213

このデータを `jpmesh` パッケージを使って地理空間データに変換します。`meshcode_sf` 関数を使うことで、メッシュコードがデータフレームの列として記録されたデータを sf クラスのオブジェクトに変換できます。

```
1  sf_mobility_pref36_2008 <-
2    df_mobility_pref36_2008 |>
3    # メッシュコードを列に含むデータフレームを sf オブジェクトに変換
4    # mesh_var にメッシュコードが記録された列名を指定
5    meshcode_sf(mesh_var = "mesh1kmid", .type = "standard")
```

先ほどと同様に先頭行を表示します。`geometry` 列がメッシュコードのポリゴンを表現しています。この地理空間データをもとに、メッシュ別の人口について `ggplot2` パッケージを使って可視化しましょう。

```
1  head(sf_mobility_pref36_2008)
2  Simple feature collection with 6 features and 3 fields
3  Geometry type: POLYGON
4  Dimension:    XY
5  Bounding box:  xmin: 134.5375 ymin: 33.95833 xmax: 134.5625
6  ymax: 33.98333
7  Geodetic CRS:  WGS 84
8  # A tibble: 6 × 4
9    mesh1kmid citycode population
10 geometry
11   <chr>     <chr>          <int>
```

```
12   <POLYGON [° ]>
13    1 50347453   36201                46 ((134.5375 33.95833, 134.55
14  33.95833, 134.55 33…
15    2 50347454   36201                16 ((134.55 33.95833, 134.5625
16  33.95833, 134.5625 …
17    3 50347463   36201                38 ((134.5375 33.96667, 134.55
18  33.96667, 134.55 33…
19    4 50347464   36201               134 ((134.55 33.96667, 134.5625
20  33.96667, 134.5625 …
21    5 50347473   36201                17 ((134.5375 33.975, 134.55
22  33.975, 134.55 33.983…
23    6 50347474   36201               213 ((134.55 33.975, 134.5625
24  33.975, 134.5625 33.9…
25  ggplot() +
26    geom_sf(data = sf_mobility_pref36_2008,
27            aes(fill = population)) +
28    scale_fill_viridis_c() +
29    labs(title = "2020年8月の「徳島県の1kmメッシュ別滞在人口」",
30        subtitle = " 休日・終日の値 ",
31  caption = "「全国の人流オープンデータ」(国土交通省)
32        (https://www.geospatial.jp/ckan/dataset/mlit-1km-fromto)
33        を瓜生真也が加工して作成 ")
```

図4 | 徳島県の1 kmメッシュ別滞在人口

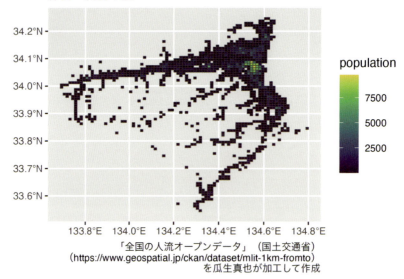

徳島県の県庁所在地である徳島市周辺に人口が集中していることがわかります。ここから更に `mapview` パッケージを使って、インタラクティブに操作可能な地図を表示し、人口分布の状況や関心のある地域の交通網や施設を確認することもできます。ここではコードのみを示します。読者の皆さんもぜひ実行してみてください。

```
1  sf_mobility_pref36_2008 |>
2    # 徳島市の市区町村コードを指定してデータを絞り込み
3    filter(citycode == 36201) |>
4    mapview(zcol = "population", map.types = "OpenStreetMap")
```

参考文献

1. Wickham H, Grolemund G. R for Data Science: Import, Tidy, Transform, Visualize, and Model Data. 1st Edition. Sebastopol, CA. O'Reilly Media, Inc.; 2017.[オンライン版 https://r4ds.had.co.nz/] [Date of final access, March 16 2021]

2. Chang W. R Graphics Cookbook: Practical Recipes for Visualizing Data. 2nd Edition. Sebastopol, CA. O'Reilly Media, Inc.; 2018.[オンライン版 https://r-graphics.org/] [Date of final access, March 16 2021]

3. Centers for Disease Control and Prevention. Prevalence of Diagnosed Diabetes. URL: https://www.cdc.gov/diabetes/data/statistics-report/diagnosed-diabetes.html [Date of final access, March 16 2021]

4. Weissgerber TL, Winham SJ, Heinzen EP, et al. Reveal, Don't Conceal: Transforming Data Visualization to Improve Transparency. Circulation. 2019; 140: 1506-1518.

5. Streit, M., Gehlenborg, N. Bar charts and box plots. Nature Methods. 2014; 11: 117.

6. American Heart Association: Manuscript Preparation (Data Visualization Guidelines). URL: https://www.ahajournals.org/res/manuscript-preparation [Date of final access, March 1 2021]

7. Journal of American Medical Association: Instructions for Authors(General Figure Guidelines). https://jamanetwork.com/journals/jama/pages/instructions-for-authors [Date of final access, March 1 2021]

8. Alberto Cairo. How Charts Lie: Getting Smarter About Visual Information. First Edition. New York. W W Norton & Co Inc.; 2019.

9. Cleveland WS, McGill R. Graphical perception: Theory, experimentation, and application to the development of graphical methods. Journal of the American statistical association. 1984; 79: 531-554.

10. The BMJ: Data display and summary. https://www.bmj.com/about-bmj/resources-readers/publications/statistics-square-one/1-data-display-and-summary [Date of final access, March 1 2021]

11. Wilke CO. Fundamentals of Data Visualization: A Primer on Making Informative and Compelling Figures. Sebastopol, CA. O'Reilly Media, Inc.; 2019.[オンライン版 https://clauswilke.com/dataviz/] [Date of final access, March 16 2021]

12. Spence I. No Humble Pie: The Origins and Usage of a statistical Chart. Journal of Educational and Behavioral Statistics. 2005; 30: 353-368.

13. Healy K. Data Visualization: A Practical Introduction. Princeton, NJ. Princeton University Press; 2018. [オンライン版、https://socviz.co/] [Date of final access, March 16 2021]

14. Annesley TM. Bars and pies make better desserts than figures. Clinical Chemistry. 2010; 56: 1394-1400.

15. Boers M. Designing effective graphs to get your message across. Annals of the Rheumatic Diseases. 2018; 77: 833-839.

16. Centers for Disease Control and Prevention. Principles of Epidemiology in Public Health Practice, Third Edition An Introduction to Applied Epidemiology and Biostatistics. https://www.cdc.gov/csels/dsepd/ss1978/index.html [Date of final access, March 1 2021]

17. Brinton WC. Graphic Presentation. First Edition. New York. Brinton associates; 1939.

18. Friendly M. The Golden Age of Statistical Graphics. Statistical Science. 2008; 23: 502-535.

19. Hartigan JA, Kleiner B. Mosaics for Contingency Tables. In: Eddy WF (eds) Computer Science and Statistics: Proceedings of the 13th Symposium on the Interface. Springer, New York, NY.; 1981.

20. Brown WJ, Heesch KC, Miller YD. Life events and changing physical activity

patterns in women at different life stages. Ann Behav Med. 2009; 37: 294-305.

21. メタボリックシンドローム診断基準検討委員会. メタボリックシンドロームの定義と診断基準. 日本内科学会雑誌. 2005; 94: 188-203.

22. Venn JMA. On the diagrammatic and mechanical representation of propositions and reasonings, Philosophical Magazine Series 5. 1880; 10: 1-18.

23. Melo S, Luecke L, Kahlert C, et al. Glypican-1 identifies cancer exosomes and detects early pancreatic cancer. Nature. 2015; 523: 177-182.

24. Lex A, Gehlenborg N, Strobelt H, Vuillemot R, Pfister H. UpSet: Visualization of Intersecting Sets. IEEE Trans Vis Comput Graph. 2014; 20: 1983-1992.

25. Conway JR, Lex A, Gehlenborg N. UpSetR: an R package for the visualization of intersecting sets and their properties. Bioinformatics. 2017; 33: 2938-2940.

26. Bailey MH, Tokheim C, Porta-Pardo E, et al. Comprehensive Characterization of Cancer Driver Genes and Mutations. Cell. 2018; 173: 371-385.e18.

27. Chen H, Boutros PC. VennDiagram: a package for the generation of highly-customizable Venn and Euler diagrams in R. BMC Bioinformatics. 2011; 12: 35.

28. Sankey HR. Introductory note on the thermal efficiency of steam-engines. Report of the committee appointed on the 31st March, 1896, to consider and report to the council upon the subject of the definition of a standard or standards of thermal efficiency for steam-engines: With an introductory note. Minutes of Proceedings of the Institution of Civil Engineers. 1898; 134: 278-283.

29. Xu X, Mishra GD, Dobson AJ, Jones M. Progression of diabetes, heart disease, and stroke multimorbidity in middle-aged women: A 20-year cohort study. PLoS Med. 2018; 15: e1002516.

30. Hu Z, Li Z, Ma Z, et al. Multi-cancer analysis of clonality and the timing of systemic spread in paired primary tumors and metastases. Nat Genet 2020; 52: 701-708.

31. Tukey JW. Exploratory data analysis. 1977.

32. Krzywinski M, Altman N. Visualizing samples with box plots. Nat Methods. 2014; 11: 119-120.

33. Weissgerber TL, Milic NM, Winham SJ, Garovic VD. Beyond bar and line graphs: time for a new data presentation paradigm. PLoS Biol. 2015; 13: e1002128.

34. Hintze JL, Nelson RD. Violin Plots: A Box Plot-Density Trace Synergism. The American Statistician. 1998; 52: 181-184.

35. Midway SR. Principles of effective data visualization. Patterns (N Y). 2020; 1: 100141.

36. 江崎貴裕. 分析者のためのデータ解釈学入門 データの本質をとらえる技術 ソシム 2020.

37. Sturges HA. The choice of a class interval. Journal of the American Statistical Association. 1926; 21: 65-66.

38. Parzen E. On estimation of a probability density function and mode, Ann. Math. Stat. 1962; 33 :1065-1076.

39. Irizzary RA. Introduction to data science: Data analysis and prediction algorithms with R. Chapman and Hall/CRC; 2020.[オンライン版 https://rafalab.github.io/dsbook/] [Date of final access, March 16 2021]

40. Duncan L, Shen H, Gelaye B, et al. Analysis of polygenic risk score usage and performance in diverse human populations. Nat Commun. 2019; 10: 3328.

41. Scott DW. Multivariate Density Estimation: Theory, Practice, and Visualization. John Wiley, New York; 1992.

42. Sheather SJ, Jones MC. A reliable data-based bandwidth selection method for kernel density estimation. Journal of the Royal Statistical Society series B. 1991; 53: 683-690.

43. Silverman BW. Density Estimation. London: Chapman and Hall; 1986.

44. Korn EL, Graubard BI. Scatterplots with survey data. The American Statistician 1998; 52: 58-69.

45. Carr DB, Littlefield RJ, Nicholson WL, Littlefield JS. Scatterplot Matrix Techniques for Large N. J Am Stat Assoc. 1987; 82: 424-436.

46. Lash TL, VanderWeele TJ, Haneuse S, Rothman KJ. Modern Epidemiology, 4th Edition. Walters Kluwer; 2020.

47. Simpson EH. The interpretation of interaction in contingency tables. Journal of the Royal Statistics Society. 1951; 13: 238-241.

48. Anscombe FJ. Graphs in Statistical Analysis. The American Statistician 1973; 27: 17-21.

49. The Datasaurus data package. https://cran.r-project.org/web/packages/datasauRus/vignettes/Datasaurus.html [Date of final access, March 1 2021]

50. World Health Organization. COVID-19 Weekly Epidemiological Update (2 March 2021). https://www.who.int/publications/m/item/weekly-epidemiological-update---2-march-2021. [Date of final access, March 5 2021]

51. Huff D. How to lie with statistics (illust. Geis I). Norton, New York; 1954.

52. Introduction to gghighlight. https://cran.r-project.org/web/packages/gghighlight/vignettes/gghighlight.html [Date of final access, March 5 2021]

53. Lane DM, Sándor A. Designing better graphs by including distributional information and integrating words, numbers, and images. Psychol Methods. 2009; 14: 239-257.

54. Martin AR, Kanai M, Kamatani Y, et al. Clinical use of current polygenic risk scores may exacerbate health disparities. Nat Genet. 2019; 51: 584-591.

55. TED talk The best stats you've ever seen. Hans Rosling. https://www.ted.com/talks/hans_rosling_the_best_stats_you_ve_ever_seen [Date of final access, March 6 2021]

56. Burton MJ, Ramke J, Marques AP, et al. The Lancet Global Health Commission on Global Eye Health: vision beyond 2020 [published online ahead of print, 2021 Feb 16]. Lancet Glob Health. 2021; S2214-109X(20)30488-5.

57. GGally: Extension to ggplot2. http://ggobi.github.io/ggally/ [Date of final access, March 6 2021]

58. Loua MT. Atlas statistique de la population de Paris. 1873.

59. Gehlenborg N, Wong B. Heat maps. Nat Methods. 2012; 9: 213.

60. GENE-E. https://software.broadinstitute.org/GENE-E/ [Date of final access, March 6 2021]

61. gplots. https://github.com/talgalili/gplots [Date of final access, March 6 2021]

62. Strand V, Crawford B, Singh J, Choy E, Smolen JS, Khanna D. Use of "spydergrams" to present and interpret SF-36 health-related quality of life data across rheumatic diseases. Ann Rheum Dis. 2009; 68: 1800-1804.

63. Horvath S, Raj K. DNA methylation-based biomarkers and the epigenetic clock theory of ageing. Nat Rev Genet. 2018; 19: 371-384.

64. Boers M. "Spydergrams" to depict the results of the Short Form-36 questionnaire: a work in progress. J Clin Epidemiol. 2013; 66: 243-246.

65. Few S. Keep radar graphs below the radar-far below. 2005.

66. Kulldorff M, Feuer EJ, Miller BA, Freedman LS. Breast cancer clusters in the northeast United States: a geographic analysis. Am J Epidemiol. 1997; 146: 161-170.

67. Jeffery RW, Baxter J, McGuire M, et al. Are fast food restaurants an environmental risk factor for obesity? Int J Behav Nutr Phys Act. 2006; 3: 2.

68. Simple Features for R. https://r-spatial.github.io/sf/index.html [Date of final access, March 6 2021]

69. Rを使った地理空間データの可視化と分析 https://tsukubar.github.io/r-spatial-guide/spatial-data-mapping.html [Date of final access, March 6 2021]

70. Dupin C. Carte figurative de l'instruction populaire de la France. 1826

71. Foundation for promotion of cancer research. Cancer statistics in Japan 2019.

72. Heer E, Harper A, Escandor N, Sung H, McCormack V, Fidler-Benaoudia MM. Global burden and trends in premenopausal and postmenopausal breast cancer: a population-based study. Lancet Glob Health. 2020; 8:

e1027-1037.

73. National Cancer Institute. GIS Portal for Cancer Research. https://gis.cancer.gov/canceratlas/app/ [Date of final access, March 7 2021]

74. Nakaya T, Ito Y. The Atlas of Health Inequalities in Japan (Global Perspectives on Health Geography). 1st ed. Springer. 2020.

75. Dougenik JA, Chrisman NR, Niemeyer DR. An Algorithm To Construct Continuous Area Cartograms. In The Professional Geographer. 1985; 37: 75-81.

76. Olson JM. Noncontiguous Area Cartograms.

The Professional Geographer. 1976; 28: 371-380.

77. Dorling D. Area Cartograms: Their Use and Creation. In Concepts and Techniques in Modern Geography (CATMOG). 1996: 59.

78. Koch T. Knowing its place: mapping as medical investigation. The Lancet. 2012; 379: 887-888.

79. Snow J. On the mode of communication of cholera. 2nd ed. London: J. Churchill, 1855. Reprinted in snow on cholera. New York: The Commonwealth Fund; 1936.

本書を進める上で参考になる図書

　参考文献では英文の資料を多く引用しているので、本書の参考資料として身近に手に入り気軽に読むことができる和書をこちらに記しておきます。

RやRStudioに関する図書

● 笹渕 裕介, 大野 幸子, 橋本 洋平, 石丸 美穂 (2024). 超入門! すべての医療従事者のための Rstudio ではじめる医療統計　第2版　金芳堂

● 松村 優哉, 湯谷 啓明, 紀ノ定 保礼, 前田 和寛 (2021). 改訂2版　R ユーザのための R Studio「実践」入門　技術評論社

● Hadley Wickham (著), Garrett Grolemund (著), 大橋 真也 (監修), 黒川 利明 (訳) (2017). R ではじめるデータサイエンス　オライリージャパン (引用文献1の訳書)

ggplot2に関する図書

● Winston Chang (著), 石井 弓美子 (訳), 河内 崇 (訳), 瀬戸山 雅人 (訳) (2019). R グラフィックスクックブック 第2版 ―ggplot2によるグラフ作成のレシピ集　オライリージャパン (引用文献2の訳書)

可視化に関する図書

● キーラン・ヒーリー (著), 瓜生 真也 (訳), 江口 哲史 (訳), 三村 喬生 (訳) (2021). 実践 Data Science シリーズ データ分析のためのデータ可視化入門　講談社 (引用文献13の訳書)

● アルベルト・カイロ (著), 薮井 真澄 (訳) (2020). グラフのウソを見破る技術 マイアミ大学ビジュアル・ジャーナリズム講座　ダイヤモンド社 (引用文献8の訳書)

● 荻原 和樹 (2023). データ思考入門　講談社

地理情報データの可視化に関する図書

● Chris Brunsdon (著), Lex Comber (著), 湯谷 啓明 (訳), 工藤 和奏 (訳), 市川 太祐 (訳) (2018). R による地理空間データ解析入門　共立出版

索引

和文

あ行

アクセントカラースケール	31
アンスコムの例	121
一般図	165
インストール	2
オブジェクト	5
折れ線グラフ	124

か行

回帰係数	117
階級区分図	168
カラーパレット	29
カルトグラム	173
間隔尺度	21
基本マップ	164
区間推定	154
クラスタリング	142
クリーブランドのドットプロット	47
コロプレスマップ	168

さ行

座標参照系	183
サンキー図	71
算術スケール	131
散布図	36, 82, 117
散布図行列	140
ジッタープロット	99
質的な変数	21
四分位範囲	98
主題図	165

順序尺度	21
シンプソンのパラドックス	120
スパゲッティプロット	127
正規分布	104
相関係数	117

た行

第一四分位数	98
第三四分位数	98
対数スケール	131
対数正規分布	104
タイトル（題目）	26
第二四分位数	98
縦軸	27
中央値	98
沖積図	71
積み上げ棒グラフ	59
積み重ね面グラフ	132
ツリーマップ	76
定性的なカラースケール	29
点推定	154
デンドログラム	142
等高線プロット	118
鶏冠図	63

な行

日本語を使用したグラフ	87
人数	41

は行

バイオリンプロット	111
パイプ	10

箱ひげ図	97		ロリーポップ	47
外れ値	98, 105			
パッケージ	8		**わ行**	
発散的なカラースケール	31		割合	41
バブルプロット	138			
バブルマップ	177			
凡例	27			
ヒートマップ	142			
ヒストグラム	43, 103			
標準化	142			
標準誤差	154			
比例尺度	21			
不確実性	153			
プロジェクト	7			
プロット	27			
ペイン	3			
ベン図	67			
棒グラフ	33, 41			

欧文・数字

accent color scale	31
alluvial diagram	71
Anscombe's quartet	121
area chart	132
background map	164
bar chart	41
box-whisker plot	97
bubble map	177
bubble plot	138
cartogram	173
categorical variable	21
choropleth map	168
clustering	142
contour plot	118
coordinate reference system	183
correlation coefficient	117
coxcomb diagram	63
density plot	107
diverging color scale	31
general reference map	165
grouped bar chart	55
heatmap	142
histogram	103
interquartile range	98
interval scale	21
jitter plot	99
line graph	124

ま行

密度プロット	107
名義尺度	21
面グラフ	132
モザイク図	63

や行

横軸	27
横並び棒グラフ	55

ら行

リッジラインプロット	109
量的な変数	21
レインクラウドプロット	114
レーダーチャート	148
連続的なカラースケール	30

mosaic plot	63	as.numeric()	22
nominal scale	21	cairo_pdf()	92
numeric variable	21	cartogram_cont()	175
ordinal scale	21	cartogram_dorling()	175
pie chart	49	class()	22
qualitative color scale	29	colorRamp2()	147
R	2	coord_polar()	52
radar chart	148	coords_to_mesh()	195
ratio scale	21	count()	52
regression coefficient	117	drop_na()	79
ridgeline plot	109	export_mesh()	192
Rstudio	2	export_meshes()	192
sankey diagram	71	facet()	128
scatter plot	117	facet_wrap()	109, 128
sequential color scale	30	fct_infreq()	46
Simpson's paradox	120	fct_relevel()	57
spider web	148	filter()	13
stacked area chart	132	fine_separete()	196
stacked bar chart	59	geom_alluvium()	73
standardization	142	geom_area()	135
thematic map	165	geom_bar()	46, 58, 62
treemap	76	geom_boxplot()	101
uncertainty	153	geom_density()	110
UpSet	68	geom_density_ridges()	110
Venn diagram	67	geom_histogram()	106
violin plot	111	geom_line()	130
95%信頼区間	154	geom_mark_epllipse()	84
		geom_plot()	141
		geom_point()	122, 130, 180
		geom_pointrange()	155
		geom_sf()	167, 172, 175, 180

関数

abline()	20	geom_sina()	101
as.character()	22	geom_stratum()	73
as.Date()	22	geom_tile	146
as.factor()	22	geom_treemap()	79

geom_treemap_subgroup_text()	80	st_area()	184
geom_treemap_text()	80	st_centroid()	178, 180
ggradar()	150	st_crs()	165
ggsave()	89	st_transform()	166
group_by()	15	st_union()	183
Heatmap()	146	summarise()	14
heatmap.2()	146	summarise_at()	150
hline()	20	theme()	20
inner_join()	166	theme_bw()	20
install.packages()	8, 25	theme_classic()	20
labs()	20	theme_grey()	20
library()	8, 25	theme_minimal()	20
mutate()	13	theme_void()	20
mutate_at()	150	vline()	20
pivot_longer()	15		
pivot_wider()	17		
quartz()	90		
read_csv()	9		

パッケージ

read_excel()	10
read_sf()	166
CARTO	31
scale_color_brewer()	36
cartogram	175
scale_color_gradient()	37
ComplexHeatmap	146
scale_color_gradient2()	37
datasauRus	121
scale_color_gradientn()	37
dplyr	10
scale_fill_brewer()	35
ggalluvial	73
scale_fill_gradient()	37
GGally	139
scale_fill_gradient2()	37, 172
ggdist	114
scale_fill_gradientn()	37
ggforce	84
scale_fill_hue()	85
gghighlight	128
scale_size_continuous()	141
ggmosaic	64
scale_x_continous()	20
ggpattern	86
scale_x_discrete()	20
ggplot2	19
scale_x_log10()	20
ggradar	150
select()	11
ggridges	110
set.seed()	146
ggsci	34
		ggupset	68

ggvenn	70
gplots	146
jpmesh	190
mapview	195, 200
raincloudplots	114
RColorBrewer	30
readr	8
readxl	10
sf	164
tidyr	15
tidyverse	8, 10
treemapify	79
UpSetR	68
viridis	34

あとがき

　まずは、最後まで目を通して頂きましてありがとうございました。いかがだったでしょうか。記述統計に関する可視化がこんなにも奥深い世界だったと想像していたでしょうか。もちろん、基本的な部分も本書には多く含めたので、すでに知っていることが多くあったかもしれません。そんな中でも「へー、こんなこと知らなかった」や「よし、今度はこれ実践してみよう」などの新しい発見が1つでもあれば、執筆者としてこれ以上に嬉しいことはありません。

　研究や実験により収集したデータは、すぐに統計解析（いわゆる推計統計学）を実施し、群間比較などをしたくなるものです。しかしデータの特徴を把握しないまま、統計的推測を行うことは、間違った結論を導いてしまう原因になる可能性があります。データの種類や分布などにより用いる統計手法は異なりますし、外れ値の存在は結果に影響を与える可能性があります。データの種類に応じた集計をおこない、表やグラフでデータの分布や特徴を把握することは、統計解析を行う上で不可欠と言っても過言ではないでしょう。また、学会発表の聞き手や論文の読み手にとって、視覚的にも分かりやすく結果を示すために可視化することも情報を発信する者としては必要なスキルです。

　まえがきにも書いた通り、本書は論文執筆や学会発表をする（情報を発信する）人向けに役立つ本を念頭に執筆を開始しました。しかし、原稿を作成する間に、グラフの可視化についてはむしろ論文を読んだり発表を聞く（情報を受け取る）人の方が知っておくべき情報がたくさんあることに気が付きました。実際に、米国・マイアミ大学でビジュアルジャーナリズムの教鞭をとるアルベルト・カイロ教授も可視化について、「百聞は一見にしかず。ただし、読み方・見方を知っている場合には」という名言を残しています。臨床現場で働きながら研究や調査をしている医療従事者にとって、可視化まで勉強する十分な時間がないことは承知しています。そんな中、本書を読むことで情報の発信する、もしくは受け取る者としてグラフリテラシーが少しでも向上する機会になれば幸いです。

　最後に、本書を執筆するきっかけを与えて頂きました小山晃英先生（京都府立医科大学医学部）、本書の内容について疫学者・科学者のご立場から的確なご助言を頂きました今村文昭先生（ケンブリッジ大学医学部）、地理空間情報を活用した可視化についてコラムの執筆や文章のご確認をお願いしました大谷隆浩先生（名古屋市立大学医学部）、文章やRコードを繰り返し確認・修正頂きました研究室メンバーの坪井良樹先生、中江雅弥くん、奥深山寛くん（藤田医科大学医療科学部）にはこの場を借りて感謝申し上げます。そして、企画から執筆、編集までお付き合い頂きました金芳堂の浅井健一郎様はじめスタッフの皆さんには大変感謝しております。誠にありがとうございました。

2024年11月

藤井　亮輔

鈴木　康司

● 著者紹介

藤井亮輔
(藤田医科大学 / 医療科学部 / 研究推進ユニット / 予防医学分野・講師)

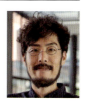

愛知県岡崎市生まれ、岐阜県多治見市出身。2013年に藤田保健衛生大学（現：藤田医科大学）を卒業し、名古屋大学大学院医学系研究科へ進学、2018年に博士号を取得（指導教官：近藤高明教授）。博士課程教育リーディングプログラム「PhDプロフェッショナル登龍門」（名古屋大学）に一期生として参加し、2018年修了。2018年4月より藤田医科大学医療科学部の助教に着任。主要な論文として、Fujii R, et al. Circ Gen Precis Med (2022) がある。2021年10月から2年間、ポスドク研究員としてEurac Research（イタリア）へ留学し、2023年10月より復帰。2024年4月から講師に昇任。

趣味は、小学生からこよなく愛している［サッカー］、最近は煮干しラーメンが十八番の［料理］、25カ国以上を訪れている［海外旅行］、ここはどんな風景かなと想像し［地図を眺めること］。

鈴木康司
(藤田医科大学 / 医療科学部 / 研究推進ユニット / 予防医学分野・教授)

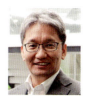

愛知県半田市生まれ。愛知県立半田高等学校を卒業し、藤田保健衛生大学（現：藤田医科大学）に入学。卒業後は藤田保健衛生大学病院臨床検査研究部（現：藤田医科大学病院臨床検査部）で臨床検査技師として勤務、1996年4月より藤田保健衛生大学衛生学部衛生技術学科（現：藤田医科大学医療科学部医療検査学科）助手となり、伊藤宜則教授のご指導のもと、北海道二海郡八雲町の住民健診に参画し、健診受診者を対象とした血清カロテノイドなどのバイオマーカーを用いた疫学研究に従事。2001年に藤田保健衛生大学大学院医学研究科において故大谷元彦名誉教授のもとで論文提出により博士（医学）の学位を取得。2006年9月よりボストン小児病院臨床検査部に留学し、Dr .Nader Rifaiのもとで質量分析装置を用いたビタミンD分画測定法の開発に従事。2016年より現職である藤田医科大学医療科学部臨床検査学科教授。現在は生活習慣病発症予防を目的としたエピジェネティックバイオマーカーを用いた疫学研究をすすめている。趣味は、海水魚とギリシャリクガメのお世話。

超入門！　Ｒでできるビジュアル統計学
学会・論文発表に役立つデータ可視化マニュアル　第2版

2021年10月 8日　第1版第1刷
2023年 5月 1日　第1版第4刷
2024年12月31日　第2版第1刷 ©

著　　　者　藤井亮輔　FUJII, Ryosuke
　　　　　　鈴木康司　SUZUKI, Koji
発 行 者　宇山閑文
発 行 所　株式会社金芳堂
　　　　　　〒606-8425 京都市左京区鹿ケ谷西寺ノ前町34番地
　　　　　　振替　01030-1-15605
　　　　　　電話　075-751-1111（代）
　　　　　　https://www.kinpodo-pub.co.jp/
組　　　版　ocyk design
装　　　丁　佐野佳菜（SANOWATARU DESIGN OFFICE INC.）
印刷・製本　シナノ書籍印刷株式会社

落丁・乱丁本は直接小社へお送りください．お取替え致します．

Printed in Japan
ISBN978-4-7653-2019-1

JCOPY ＜(社)出版者著作権管理機構 委託出版物＞
本書の無断複写は著作権法上での例外を除き禁じられています．複写される場合は，そのつど事前に，(社)出版者著作権管理機構（電話 03-5244-5088，FAX 03-5244-5089，e-mail：info@jcopy.or.jp）の許諾を得てください．

●本書のコピー，スキャン，デジタル化等の無断複製は著作権法上での例外を除き禁じられています．本書を代行業者等の第三者に依頼してスキャンやデジタル化することは，たとえ個人や家庭内の利用でも著作権法違反です．